郝建军

医论医案

主　编　郝建军　王嘉锋

副主编　许仕杰　吴　彦　景丽俊　刘　梅

编　委　魏岳斌　江啸锋　赵彦杰

　　　　郝秀兰　陈珊珊　徐海斌

　　　　周嘉欣　程善廷

全国百佳图书出版单位
中国中医药出版社
·北　京·

图书在版编目（CIP）数据

郝建军医论医案 / 郝建军，王嘉锋主编 . —北京：
中国中医药出版社，2022. 6
ISBN 978-7-5132-7360-2

Ⅰ . ①郝… Ⅱ . ①郝… ②王… Ⅲ . ①医论-汇编-
中国-现代 ②医案-汇编-中国-现代 Ⅳ . ①R249. 7

中国版本图书馆 CIP 数据核字（2021）第 274747 号

中国中医药出版社出版

北京经济技术开发区科创十三街 31 号院二区 8 号楼
邮政编码　100176
传真　010-64405721
河北省武强县画业有限责任公司印刷
各地新华书店经销

开本 880×1230　1/32　印张 6. 25　字数 112 千字
2022 年 6 月第 1 版　2022 年 6 月第 1 次印刷
书号　ISBN 978-7-5132-7360-2

定价 48. 00 元
网址　www. cptcm. com

服 务 热 线　010-64405510
购 书 热 线　010-89535836
维 权 打 假　010-64405753

微信服务号　zgzyycbs
微商城网址　https：// kdt. im/LIdUGr
官方微博　http：// e. weibo. com/cptcm
天猫旗舰店网址　https：// zgzyycbs. tmall. com

自序

　　1977 年，国家恢复高考。这一年，我考上了安徽中医学院（现安徽中医药大学）中医系中医专业，从此便开始了我的中医职业生涯。在此之前，我毫无中医背景，既无家传也无赤脚行医经历。大学五年一晃而过，感觉所学的中医知识抽象难懂，中药、方剂难记。毕业后直接出门诊。所学理论没有经过临床实践直接上岗，疗效可想而知，十分尴尬。果然"纸上得来终觉浅，绝知此事要躬行"。为了改变这种状况，我反复学习中医书籍，除了四大经典、《医学衷中参西录》等著作，还学习了近代岳美中、蒲辅周、董建华等名老中医的医案、医话，参加了全国名老中医经验学习班，去西医院进修了现代医学。抓住每一次向老医生、上级医生学习的机会，反复思考、查阅、请教临床遇到的问题。经过值班、门诊、查房、读书、进修，几十年的临床磨炼，我的临床水平逐渐提高，得到越来越多患者的认可和信任。自己对中医理论的认识、掌握、理解也越来越深入，感受和享受到了中医的美和博大。

近年来，我先后建立了广州市名中医传承工作室、广东省名中医传承工作室、全国基层名老中医药专家传承工作室。撰写文章50余篇，开展了国家、省级科研项目并获得了科技进步奖，还获得了"南粤最美中医""广东省优秀中医院院长""省劳动模范""全国基层优秀名中医""郭春园式的好医生"等荣誉称号。

在临床工作中，我先后担任了内科主任、副院长、院长。一路走来，从临床看管理、从管理参临床，临床和行政管理水平同步提高。按国家、省、市工作室要求开展中医药传承师带徒，分享、讲授自己近40年的临床经验、验案方药。经学生王嘉锋、吴彦、刘梅、赵彦杰、景丽俊、周嘉欣、程善廷、江啸锋总结整理成《郝建军医论医案》一书出版，主要分享了自己在治疗肿瘤、郁证、脾胃病、喉源性咳嗽等疾病方面的经验。希望此书能够对同道和后学者有一点帮助。

郝建军

2022 年 1 月 1 日

前言

  郝建军教授是一名中共党员，主任中医师，广东省名中医，全国优秀基层老中医药专家。先后担任黄埔区中医医院院长和书记、暨南大学医学院教授、硕士研究生导师、广东健康促进会副会长、广州市中医药学会副会长。作为国家恢复高考后最早的一批大学本科生，他于1977年考入安徽中医学院（现安徽中医药大学），1982年毕业后在安徽省淮北市中医院工作，先后到北京西苑医院、阜外医院进修学习。1999年12月，作为高级卫生人才被引进到广州市黄埔区中医院工作。

  郝建军教授从事中医临床40年，治学严谨，医德高尚，医术精湛，对中西医结合运用有独特的见解，尤其擅长心血管疾病、晚期肿瘤、不孕症及疑难病的治疗。临床中注重经方的使用，但遵古而不泥古，又善用时方，活用中医而不排斥西医，形成自己的学术思想。他心怀病患，眼里满是对患者病痛的悲悯，诊病沟通如沐春风，这是很多患者对他的评价。

郝建军教授认为，中医药学是一门医学，更是一种文化。中医药学是由实践经验总结而来，凝聚了民族的大智慧。中医来自民间，用于民间，正是老百姓的支持信任，才有了中医药的发展。他在临床工作之余，又扎根基层，致力于中医药科普和推广工作，长年在政府机关、企事业单位、社区群众中推广中医药科普教育。

付出的是大爱与辛劳，收获的是肯定与赞誉。工作以来，他获得无数的肯定，先后被评为淮北市拔尖人才、安徽省杰出青年中医、安徽省先进工作者（省劳模）、黄埔区名中医、郭春园式的好医生、广东省名中医、全国优秀基层名中医、全国基层名老中医药专家。2008 年，他当选为北京奥运火炬传递火炬手。

学生们有幸跟师学习，目睹老师无论是在医院的行政管理，还是在临床的待患施治，都保持了严谨的作风，确切的疗效。中医重视师承教育，师生均感到有必要整理出版《郝建军医论医案》一书。

本书共分两部分，一是郝建军教授的从医感悟；二是学生整理的郝建军教授的医案，记录了郝建军教授在擅长病种、疑难杂病诊治中的临证感悟、临床理论与实践及运用心得。该书内容翔实，较好地结合经典传承和运用创新，有很强的临床实践指导性。

　　编者水平有限，本书或有诸多不足之处，恳请各位前辈及读者提出宝贵的意见和建议，以便进一步完善。

本书编委会

2022 年 1 月 1 日

目录

『 第二部分　医案篇 』

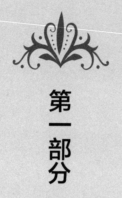

第一部分　医论篇

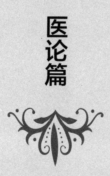

辨证论治思维

学习并掌握科学的临床思维方法，是临床医师必备条件之一。本人从事临床工作 40 年，总结了一些体会，分享给大家。

一、辨证思维

辨证没有统一标准。疾病的症状和病名可以互用，伤寒辨证和温病辨证也可互用；疾病的证候也不统一，所以诊断时因医者的不同而辨证不同，结果也不同；每种疾病的证候分型也不统一，各种教材的分型也不同，随意性较大。因此，不同历史时期的辨证施治也有所不同。在中医治法的演变过程中，形成了辨证论治和辨方证论治。

1. 辨证

着重"证"。按照八纲辨证、六经辨证、三焦辨证、卫气营血辨证等方法，确定疾病的原因、性质、部位，进而遣方用药。如少阳、阳明合病，可以选用大柴胡汤化裁加减。如病在卫表，多以疏风解表祛邪为法。但是在病情复杂特别是有兼合病变时，不同医生的思维判断不同，从而导致辨证结果的不同。

2. 辨方证

着重"方证"。辨方证贵在抓住疾病初露端倪的细微症状，"但见一症便是，不必悉具"。例如，剧烈偏头痛只要见有恶心呕吐者，就可辨为吴茱萸证，不一定要辨头痛的经络部位和寒热虚实。辨方证能够根据主诉之外的"症"来抓方证，重点出击，专方专治，取得出奇制胜的效果。

3. 微观辨证

有些疾病的发病是隐匿的，如乙肝无症状的"小三阳""大三阳"，糖尿病前期无症状的血糖偏高，轻度尿蛋白，B超提示的无自觉症状的结石、积水和各种肿瘤的早期阶段，因其无证可辨，皆属无症之证。要根据个体的病史、体质、个性，结合临床经验，借助现代各种理化检验手段，找到隐症所在，由无证可辨转为有证可辨。同时借鉴中药药理学的研究成果，灵活选用药性与病机相对接的药物。如治疗部分无特殊表现的不孕症，益气养血，调补冲任，往往能取得良效。

二、论治思维

辨证论治是中医认识疾病和治疗疾病的主要方法。辨证之中，多见证中有证。掌握好不同证型之间的联系，才能抓好主治、兼治、合治、先治、后治之机。治脾胃病，特点集中于"升降"二字。胃脘痛不论寒热虚实，内有郁滞是共同特点，深刻认识"滞"，能更好施治。正所谓"通之之法，各有不同，调气以和血，调血以和气，通也；上逆者使之下行，中结者使之旁达，亦通也；虚者助之使通，寒者温之使通，无非通之之法也"。治疗消渴多用辛开苦降之法，重用黄连，干姜反佐，制黄连、黄芩之苦寒，又与二黄构成"辛开苦降"，可取得良好效果。

1. 中西医合诊

吸取中医、西医二者之长，优势互补，合诊临证。很多肿瘤患者担心癌细胞转移，过度治疗。但年老体弱患者，肿瘤生长速度相对较慢，宜用中药治疗调整，合理组方，辨证施治，效果更加明显。对晚期癌症的治疗，要扶正气、抑肿瘤，专药、兼症用药相结合。提高生存质量，"带瘤生存"就是其显著特点。

2. 药物剂量

中药饮片应用的标准性、统一性是个难题。药物的剂量、方剂的组成没有绝对规定。剂量多少、药味的增减，在保证安全性的前提下，全凭医生的经验。

中医治疗因人而异。药物剂量的掌握是关键。如《伤寒论》药味少而精纯，组方法度严谨，临床疗效确切。发展至今，度量衡屡经变易，后世对经方剂量的折算众说纷纭。所谓"乱世用重典，重剂起沉疴"。对来势凶猛的疾病，只有量大药简，方能力专效宏，阻断病势传变，剂量过小，则杯水车薪，无济于事。如运用芍药甘草汤治疗变异型心绞痛，只有芍药甘草达到一定的量和配伍比例时，才能取得很好的止痛效果。

3. 把握原则

治疗思维的基础是要了解病情、患者、疾病，把握好三个原则：①合理用药治疗。②治疗所带有的危险不应大于疾病本身的危险。③充分考虑疾病的自愈性。

以此形成临床治疗思维的要点：①治疗的目标。②治疗的适应证和禁忌证、治疗的时机、治疗的组方和配伍原则。③药物的治疗剂量。临证中要注重活学活用，形成自己的思路。

三、用药思维

1. 单方单药

单方与单药有所不同，徐大椿《医学源流论·单方论》曰："单方者，药不过一二味，治不过一二症，而其效则甚捷。""独参汤"是中医急救的典范，用于气血大脱，可速奏效。陈修园认为：失血之后，脏阴太虚，阴虚则不能维阳，阳亦随脱，故用人参二两，任专力大，可顷刻奏功。对于病证单纯者，以单方治之；病证复杂者，复方治之；特殊情况下，对于复杂的病证亦可以酌情采用单方治之，以单方小剂，或先治其标，或先治其本，解决主要矛盾，再各个击破。

2. 专方验方

名老中医的验方和基于验方研发的院内制剂，是医生一生经验的结晶，有的甚至是几代人集体智慧的总结，如施今墨善用"黄芪、山药"和"苍术、玄参"对药治疗糖尿病，祝谌予的降糖基本方，很有特色，疗效也不错。临床常用白前、前胡、百部治疗顽固性的咳嗽，效果很好。

3. 经方运用与活用

"经方"多因审疾认证之精确，组方之严谨一直受到后世的尊崇。但是尊崇不等于照搬。郝建军认为，学习经方，重点在其心得，不可死守照搬，全因当时所用之药、所治之病、所医之人与今已有不同，临证之时，必须活用。

总的来说，人自身是有机整体，是自然界的一部分，与天地相应。整体观、系统论、辨证论治应以人为本，贯穿于对生命、健康、疾病的认知，防病治病，养生康复等临床实践中。继承中医须掌握中医辨证及治疗的思维方法、理念和观点并在运用中不断完善。

肿瘤辨治思维

一、概述

肿瘤是严重威胁人类生命和健康的主要疾病之一，在我国其发病率高、死亡率高、治愈率低、早期发现率低。目前，我国各类疾病的死亡率中，肿瘤从 20 世纪 50 年代的第 9 位上升到第 1 位。肿瘤的发生是由于机体中正常细胞在不同的始动和促进因素长期作用下所产生的一群无法控制增殖和扩散的变异细胞。如果这种扩散不能被阻止终将使患者死亡。它向人们提示，采用某些特殊的方法，肿瘤过程可能被阻止或恢复正常。

二、致癌因素

致癌因素分两大类。一类是内在的，如年龄、性别、种族、地域、其他疾病史、遗传病因素及内分泌免疫状态；一类是外在的，如空气、水土污染、职业暴露及不良生活方式，如饮酒、吸烟、食品安全、生活习惯、性行为等。

三、临床表现特点

癌症是多种恶性肿瘤的总称，以脏腑组织发生异常增生为基本特征。临床以肿块逐渐增大、表面高低不平、质地坚硬、时有疼痛、发热、乏力、纳差、消瘦并进行性加重为主要的病证。

四、中医相关记载

中医的"癌"字首见于宋代的《卫济宝书》（1171年）。我国最早的甲骨文就有"瘤"病名。《周礼·天官》中记载："疡医下士八人，掌管肿疡……等病。"《内经》里就有瘤的分类记载，提到肠覃、石瘕、积聚等。

五、中医治疗方法

中医药治疗肿瘤的理论方法总的来说，一是整体观，二是辨证论治，三是扶正祛邪，四是防微杜渐（治未病）。

中医药在治疗肿瘤方面的作用，一是提高肿瘤患者的免疫力，调整内分泌功能（补气、调脾肾）；二是直接杀癌细胞，即细胞毒作用（清热解毒、软坚散结、活血化瘀）；三是辅助放化疗、手术、靶向、免疫治疗，提高近远期生存率；四是减毒增效，保护骨髓，增强造血功能；五是提高生命质量，缓解癌病症状；六是防止癌病转移；七是预防肿瘤的发生发展，尤其对于高危人群；八是抗肿瘤血管生成；九是逆转肿瘤患者多药耐药；十是促进肿瘤细胞凋亡；十一是放化疗后的替代治疗。

中医药治疗肿瘤的四个时期。一是放化疗的前后；二是手术前后；三是观察、随访时期；四是中晚期、终末期，或患者不宜和拒绝手术、放化疗治疗的情况。

中医药通过辨病、辨证、辨症，进而辨病因、病性、病机分析病情、确定治法，达到扶正固本，固护真气，清除毒瘤（清流）的作用，最终使患者高质量地带瘤生存。

20 世纪 70 年代，中医治疗肿瘤主要是通过扶正固本，减轻放化疗的毒副反应。20 世纪 80 年代，主要是通过扶正固本、清热解毒抑制肿瘤。20 世纪 90 年代，主要是扶正固本、活血化瘀防转移。目前，扶正固本治疗的同时，进行治疗肿瘤的临床研究以及机理（分子生物学）研究，探索中医药治疗肿瘤的机理。

六、本人临床经验

本人 1982 年大学毕业以来，一直致力于中医药治疗肿瘤的临床研究。近 40 年来，认真学习相关理论书籍，对《抗癌本草》进行了深入地研究，开展了动物实验研究（仙鹤草、白茅根、败酱草三味药在细胞学实验中 100% 抑制癌细胞，100% 促进正常细胞繁殖），效果显著，并将该方制成院内制剂开展了临床观察，临床效果显著，多篇相关文章发表在《中医学对癌症早期诊断中的作用》《特异性抗癌冲剂对急性白血病延长缓解时间的临床观察》。本人 1995 年曾出版论著《癌症的早期发现与早期诊断》（中国中医药出版社）。

1. 治法

近年来，本人总结自己治疗肿瘤的经验和体会，制定了肿瘤三期的序贯治疗和固本抑瘤法，即扶正固本、抑瘤祛毒法。固本抑瘤法具有狭义和广义两种含义。

（1）狭义的固本抑瘤

"固本"即"扶正固本"，是中医药治疗肿瘤的基本原则，实际上就是通过对肿瘤患者阴阳气血的扶助补益与调节从而改善肿瘤患者的虚证状态，达到防治肿瘤目的。它不仅指"虚者补之"。《黄帝内经》中提及的"燥者润之""衰者补之"“精不足者，补之以味"“形不足者，温之以气"“损者益之"“劳者温之"“下者举之"也均在其列。“祛瘤"即“抑瘤祛毒"。由于恶性肿瘤的特殊临床特点，在不同阶段，单纯的扶正无法有效控制痰、湿、瘀、毒的化生，从而使“癌毒"进一步流注播散，使疾病预后变差。然而，扶正固本虽然是从根本上治疗肿瘤，但在不同阶段用药时还要分清矛盾主次。邪实即当抑制肿瘤、祛除癌毒。祛瘤不单指常规之清除癌毒的“清热解毒"，清肠利湿法、软坚散结法、搜风通络法、活血化瘀法等也均属其列。

（2）广义的固本抑瘤

广义的固本抑瘤区别于扶正祛邪的传统理论，着重强调固本与抑瘤非单独应用，两者之间存在着相互依存、相互促进、互根互用的辨证关系。祛邪除中医药传统观念的解毒祛瘀外，现代医学的主要治疗手段如手术、放疗、化疗、靶向治疗等均为属于该意义的衍生，核心观念是尽可能地清除患者的肿瘤负荷。固本祛瘤不是单纯祛邪，固本培元应成为贯穿肿瘤治疗的主线。固本亦为祛瘤。在邪实正不衰时，灵活应用祛邪法消除癌毒邪实，不致邪实伤正，可从另一方面促进固本。因而，广义的固本祛瘤在肿瘤治疗过程中存在着相互依存、相互促进、互根互用的辨证关系。

2. 序贯疗法及方药

（1）方药

本人总结自己治疗肿瘤的临证经验，建立了基本方：人参、黄芪、浙贝、莪术、仙鹤草、败酱草、白英、甘草、土鳖虫、守宫。研制了抗癌冲剂（仙鹤草、败酱草、白英的水提物）、癌敌一号（水蛭、蜈蚣、炮山甲、守宫等量打粉）等院内制剂。方中人参、黄芪为益气扶正固本；浙贝、莪术、土鳖虫、守宫、癌敌一号化瘀散结破瘤；仙鹤草、败酱草、白英清热解毒、止血；甘草调和诸药。

（2）序贯疗法及方药应用

本人治疗肿瘤分三期序贯论治，即分期序贯治疗。肿瘤早期患者身体好、正气足，治疗肿瘤要以破瘤化瘀攻毒为主。肿瘤中期患者正气已虚，瘤毒也弱，治疗要扶正与抑制肿瘤、祛除毒邪同步。晚期、终末期要以扶正、补脾肾为主。攻瘤用蜈蚣、全蝎、水蛭、守宫、三棱、莪术、穿山甲、败酱草、半枝莲、白花蛇舌草等；扶正用黄芪、人参、西洋参、何首乌、地黄、阿胶、灵芝、冬虫夏草等。药物剂量逐渐序贯增加到患者能耐受且肿瘤被抑制的量为好。

刚结束手术或放化疗的患者往往表现为脾肾亏虚、气血双亏。固本与祛瘤既可独立应用又相辅相成，但如何正确处理扶正与祛邪间的关系成了临证立法的难点。中医学认为，手术、放化疗药物损伤人体气血、精津，导致五脏六腑功能失调，表现为骨髓抑制、胃肠道不良反应，以及对心、肝、肾功能的影响。在此阶段，中医药既可以减轻和改善这些不良反应，又能在一定程度上增强化疗效果。而在维持阶段，攻补兼施，既可以使机体更快地恢复，又可以防止肿瘤复发、转移而达到延长生存期的最终目的。

维持治疗阶段的患者多经历了手术、放疗、化疗，正气亏虚，出现声低神疲、胸闷气短、纳呆肢寒、呕吐、腹泻等症状，法当重于培补脾肾，在基本方的基础上，用党参、白术、防风益气固表，使内有所据，外有所卫；用茯苓、益智仁、黄芪、太子参等健脾益肾，使脾胃健运，水谷精微化生气血，充实人体正气；当归、黄芪同用，取当归补血汤之意，大补脾肺之气以资化源。当归养血和营，补血活血，白芍养血敛阴，取"气旺血生，阳生阴长"之意；杜仲、补骨脂、女贞子、枸杞子补益肾精，寓"阴阳双求"之意，取叶天士平补肾阴肾阳之法。然而，为防单纯滋补之药使气血壅滞不行、滋腻伤中，需寓行于补，加香附、枳壳、佛手等行气化滞；郁金、莪术、川牛膝等活血引经。

若出现热毒内蕴，易伤阴，在临床上常表现出干咳无痰、口干喜饮、五心烦热、口腔溃疡、便干尿黄等症，法当滋阴清热、清金保肺，治以麦冬、沙参、石斛、知母等甘凉滋润之品。土为金母，子病则母虚，故常臣以党参、茯苓、灵芝调中益气，使金有所恃。金燥则水无以生，母令子虚矣，取阿胶、酒黄精、天冬等滋肾阴以上通生水之源。气有余便是火，故佐杏仁，苦以降气，气降火亦降。蒲公英、夏枯草、黄芩等清热泻火，诸药配伍使治节有权，火热自除。

经过一段时间维持治疗的患者，素体阴阳气血偏颇当纠。此时在辨证固本的基础上应重于固护脾胃。脾为后天之本，气血生化之源，只有中焦运化水谷精微功能正常，才能为化生精、气、血、津液提供足够原料，使脏腑、经络、四肢百骸以及筋、肉、皮、毛等组织得到充分的营养。脾喜甘，故用太子参、薏苡仁；土喜燥，故用白术、茯苓；脾喜香，故用香附；心生脾，故用柏子仁；土恶水，故用山药治肾，诸药共奏养胃功效，使患者中焦得运，气血有源。

在进入维持治疗阶段之前，患者往往在接受不同的放疗、化疗方案。针对不同治疗可能造成的毒副反应，中医药治疗亦具有优势。头部放疗最易导致脑水肿的发生，可选用猪苓、茯苓、泽泻利水渗湿，减轻脑水肿；用益智仁温脾暖肾益智，改善由脑水肿引发的头痛、记忆力减退、反应迟钝等。对于胸部放疗所致放射性肺炎，多在养阴基础上加用蒲公英、桑白皮、浙贝母等清泄肺热，并适当使用赤芍、白芍、当归、莪术等活血化瘀，减少放射性肺纤维化的发生。某些化疗药物残留导致的消化道反应可选用半夏、竹茹化痰止呕，用香附、佛手、大腹皮降逆。化疗药物阿霉素多残留心脏毒性，常选用莪术、威灵仙、薤白化瘀通络，用鸡血藤、当归、白芍、柏子仁养血宁心。化疗药物紫杉醇、吉西他滨多见残留骨髓抑制，常用当归补血汤益气补血。靶向药物易瑞沙、特罗凯常残留导致皮疹，可加地肤子、白鲜皮、苦参，导致腹泻者加芡实、诃子肉等。

在维持治疗阶段，防止肿瘤复发、转移亦十分重要。金荞麦、半枝莲、半边莲、白花蛇舌草、白英、土茯苓、凌霄花、蛇莓、藤梨根等皆为抗癌解毒之品。选用其中三或四味应用。具体应用时首先应明确此类药物的归经、药性、药效，如金荞麦、半枝莲、半边莲、白花蛇舌草归肺、肝经；上焦呼吸道肿瘤如肺癌、鼻咽癌等多用；白英、山慈菇、八月札、藤梨根归脾、胃、大肠经，中焦消化道肿瘤如胃癌、肠癌多用；夏枯草、野菊花、蒲公英、浙贝母属肺、肝经，妇科肿瘤如卵巢癌多用。在功效上，以上药物除均具有清热解毒抗肿瘤功效外，半边莲、白花蛇舌草、龙葵、蛇莓还长于化湿利水消肿。对于恶性肿瘤所致胸水、腹水、手术后淋巴回流不畅所致肢体肿胀效果良好。对于放疗、化疗后周围神经病变所致肢体麻木厥冷，多用土茯苓、徐长卿、藤梨根祛风除湿、通利关节，用八月札疏肝理气、活血止痛。凌霄花为"治血中痛之要药也"。两药配伍共奏理气宽中、活血止痛之效。以上药物对于刚刚结束放疗、化疗且素体亏虚的患者常辨证运用一二味使祛邪而不伤正。对于正气已复、复查相对稳定的患者常施以三四味未病先防。对于复查影像学相对稳定、单纯以出现症状或肿瘤标志物升高为主诉的患者常加四五味控制癌毒，既病防变。以上诸药多有小毒，因此临床应用需 2~3 个月换用其中二三味，防止毒性蓄积及耐药，且嘱咐患者定期复查肝肾功能。容易诱发肝功能异常的半边莲、半枝莲、山慈菇每剂用量常不超过 10g。恶性肿瘤病情复杂，临床治疗要根据肿瘤与机体的整体状况，综合判断邪正力量的盛衰，灵活处理治疗中攻与补的关系。

维持治疗的主要目的是在病情相对稳定期延缓疾病进展、预防病情恶化，维持体能状态，并最终延长总生存期。当疾病进一步发展，若单纯出现症状或肿瘤标志物升高不足一倍时酌情增效攻邪，即增加清热解毒抗癌药物使用的味数及剂量；若出现了明显的影像学进展，则建议患者接受放疗、化疗、伽马刀等治疗。此时处方以培补正气、滋养气血为主，为患者进一步治疗创造条件。处在接受现代医学二线治疗阶段的患者，建议尽早加入中药治疗，以期改善患者生活质量，最终延长患者生存期。

3. 辨证论治及个体化治疗思维特点

辨证论治是中医治病的核心思维。所谓辨证，就是根据四诊所收集的资料，通过分析、综合，辨清疾病的病因、性质、部位以及邪正之间的关系，概括、判断为某种性质的证。

辨病是指针对肿瘤具有的不同生理、病理、临床特点及不同西医治疗方法的特征，选择不同的处方用药衷中参西，古为今用，在中医辨证论治的核心思想体系中，结合现代医学对肿瘤发生、发展、治疗、预后的认识，取长补短，早治未病。如针对非小细胞肺癌恶性程度高、易脑转移的特点，中药维持治疗可提前以钩藤、桔梗、葛根为诸药之舟楫，载药上行预防癌毒上行。非小细胞肺癌、甲状腺癌易出现肺门、纵隔或周围淋巴结转移，治当以浙贝母、夏枯草、郁金软坚散结消肿预防癌毒浸润。前列腺癌、乳腺癌易侵犯骨质造成骨转移，可提前用补骨脂、杜仲、狗脊、续断等补肾壮骨。妇科肿瘤易出现腹盆腔转移，多用太子参、焦白术、茯苓、芡实、肉苁蓉、薏苡仁等实脾胃、通肠腑预防。

西医学疾病观强调辨病治病。中医学的整体观强调辨证治人，辨证是论治的前提。辨证论治既不同于辨病论治，又不同于对症治疗。它是个体化治疗的一种临床思维模式，具有较强的个体化诊疗优势。强调因时、因地、因人治疗，具体情况具体处理。同一种疾病相同治疗阶段，人不同、地不同、时不同，治疗处方亦往往不同。若患者情绪低落、郁郁寡欢，出现焦虑症、抑郁症，应予以重视，尽量排解患者焦虑的情绪，同时处方中可佐醋柴胡、延胡索、陈皮、香附等，也可用小柴胡加龙骨牡蛎汤、百合地黄汤疏肝理气、调畅情志；若患者素体阳虚，平素畏寒怕冷，久病后更重，可酌情减少苦寒清泄之品，佐杜仲、补骨脂、枸杞子、菟丝子、肉桂、附子等阴阳双补；若患者素体阴虚，平素易潮热盗汗，久病后更重，可酌情减少温热之品，佐天冬、麦冬、沙参、太子参、西洋参等；春夏季多温燥，在辨证处方后常佐一二味如麦冬、知母、葛根等滋阴生津之品，以制诸药生燥生热；秋冬季多虚寒，在辨证处方后常佐一二味如灵芝、菟丝子、酒黄精滋补肝肾之品，以制诸药祛邪伤正。对每一个患者开展治疗前，要先进行谈话，告知其治疗的方法、目标、可能出现的副作用以及费用。对规范化维持治疗的患者兼顾个体化治疗，对晚期肿瘤的姑息治疗十分必要。对肿瘤患者的个体化治疗，可以突出中医药治疗肿瘤的特色和优势，丰富中医药治疗肿瘤的内涵，对弘扬和发展中医肿瘤学亦具有重要的意义。

相关医案见医案篇"肿瘤"章节。

中医药在肿瘤早期发现方面的作用

一、癌前疾病和癌前病变

大多数癌症在发展到临床症状明显之前，往往会先经过一个相当长的演变阶段，即所谓"癌前期"。癌症很少直接从正常细胞发生。多数发生于黏膜或其他部位原来已有病理变化的细胞，即癌前变化。癌前变化的一般过程是在癌前疾病的基础上，通过致癌促癌物质的反复作用，随后发生变化—增生—不典型增生—原位癌的一系列演变。癌前变化包括癌前状态（也称高危状态）和癌前病变。癌前状态含义较广泛，一般指癌前疾病，如发生增生性病变时。癌前疾病相对有较多的机会发展为癌。残胃亦属于癌前状态。鼻咽癌高发区的一些人血中存在 EB 病毒高滴定度抗体，亦被称为癌前状态。癌前病变是指已具有易发生癌变的病理组织学变化。一般在增生性病变基础上，增生的细胞出现异形性，即异形增生（不典型增生）。它既可以出现在上述癌前状态的基础上，又并非一定存在。一般说，它是各种癌前状态发生癌变常见的共同性病变基础和前驱，成为病理学重要的研究对象之一。

"癌前"这个概念的意义在于，由之衍生为癌的危险性很高，并非必然要发展为癌。各种癌前疾病的癌变率有很大差别，有些是否列为癌前状态还有争议，有些则应高度警惕。各种癌前变化癌变的时间长短也不一。

常见的癌前疾病：①老年性皮肤角化症，多发于面部和手臂，能恶变为皮肤癌；②黏膜白斑，常发于口腔、食管、外阴、阴道、宫颈、阴茎等处，特别是白斑渐见粗糙、突起、质地坚韧继而出现溃疡者，则表示可能有癌变；③久治不愈的胃溃疡、萎缩性胃炎、胃肠道单发或多发的腺瘤样息肉；④生长在易受摩擦部位的色素痣；⑤乳腺导管内乳头状瘤，乳腺囊性小叶增生病，以及多见于中年妇女的乳腺良性肿瘤；⑥慢性炎症，如慢性皮肤溃疡、慢性骨髓炎、慢性胆囊炎或胆石症、慢性宫颈炎；⑦疤痕，尤以烧伤和化学伤疤癌变为常见；⑧放射性皮肤反应；⑨乙型肝炎及肝硬化；⑩宫颈重度糜烂和息肉；⑪鼻咽增生结节；⑫甲状腺腺瘤；⑬卵巢囊肿；⑭葡萄胎；⑮阴茎包皮过长或包茎；⑯隐睾症，留在腹腔内的睾丸更易发生睾丸癌；⑰神经纤维瘤病变及有可能恶变的其他皮肤良性疾病。

常见的癌前病变：①食管黏膜上皮异性增生；②鼻咽黏膜上皮重度增生；③胃黏膜上皮异形增生；④子宫颈上皮不典型增生（子宫颈上皮内瘤变）；⑤肝细胞不典型增生。上述各部位上皮异形增生，依其细胞分化程度分为轻度、中度、重度三型。随访资料证明，轻度异型增生可能是良性病变，癌变率很低；重度异型增生属癌前病变，癌变率高，可作为手术指征。但重度异形增生也可保持多年不变或逆转为正常组织。除去致癌、促癌因素（如戒烟），积极采取已经证实的行之有效的预防措施（包括化学与中药预防），可以阻止异常增生癌变，或转为正常组织。

二、"警号"概念

如果已患肿瘤或者病情可能发展为肿瘤，患者或早或迟都会出现一些局部或全身的症状、体征。特别值得重视的是首发症状。首发症状具有报警意义。这些首发症状被称作"癌症报警信号"，简称"警号"。后期才出现的症状就失去了报警的意义。早期警号不等于癌症，仅说明癌症存在的可能性。这些征兆一经发现，应深入检查，及早发现及早诊断，以免贻误治疗时机。

一些早期癌症没有明显症状，必须依靠普查才能被发现。对于我们这样一个人口众多的发展中国家，注意警号是早期或相对早期发现癌症的重要途径之一。

三、各权威组织提出的癌症警号

1. 世界卫生组织（WHO）提出下列"八大警号"作为人们考虑癌症早期信号的参考：

（1）可触及的硬结或硬变，如乳腺、皮肤及舌部的硬结。

（2）疣（赘瘤）或黑痣发生明显的变化。

（3）持续性消化不正常。

（4）持续性嘶哑、干咳、吞咽困难。

（5）月经不正常的大出血，经期以外的出血。

（6）鼻、耳、膀胱或肠道不明原因的出血。

（7）经久不愈的伤口，不消的肿胀。

（8）原因不明的体重下降。

2. 根据我国特点，全国肿瘤防治办公室提出了我国常见肿瘤的十大警告信号：

（1）身体任何部位如乳房、颈部或腹部的肿块，尤其是逐渐增大者。

（2）身体任何部位久治不愈的伤口、溃疡，如舌头、颊黏膜、皮肤等处。

（3）中年以上的妇女出现不规则的阴道出血，或分泌物（白带）增多。

（4）进食时胸骨后闷胀不适、灼痛、异物感、哽噎感或进行性的吞咽困难。

（5）久治不愈的干咳，或痰中带血。

（6）持续性消化不良。

（7）大便习惯改变或有便血。

（8）鼻塞、鼻出血，重则头痛或出现复视。

（9）黑痣突然增大或破溃、出血、原有毛发脱落。

（10）无痛性血尿。

四、关注警号的重要性

值得强调的是，了解早期警号不仅是患者的事。医生也必须熟悉癌症警号，提高对早期癌的警惕性。医生误诊者多误以为是良性疾病。误诊就意味着误治，这会导致错过最佳治疗时机。

尽管一些癌症早期没有特异性症状，但在努力提高早期发现水平的同时，利用现代化的医疗技术和设备，及时发现相对早期的肿瘤，能使更多的癌症患者获得最佳治疗机会。比如肺癌中的鳞癌发展速度较缓慢，病程较长，通常首先经淋巴转移，血行转移发生较晚，故手术治疗的机会比较多，被认为是以局部为主的癌。大肠癌大多生长缓慢，转移也较迟，主要是淋巴结转移。5 年生存率一直徘徊在 50%。由于存在误诊，使临床早期发现率低，失去根治机会。

五、内脏癌的皮肤表现

大量事实证明，许多内脏癌会出现各种各样的皮肤症状，这些皮肤症状可发生在内脏癌发生之前数月甚至数年，从而为我们提供癌存在的信息，对癌的早期诊断具有重要的临床意义。癌的皮肤表现分两类，一类是转移性皮肤表现，另一类是非转移性皮肤表现。前者较罕见，为晚期表现，不属本文讨论范畴。后者实际上属于副癌综合征。这种皮肤病变可以是特异性的，也可以是非特异性的。现简要介绍如下。

1. 消化系统

胃癌者，可合并皮肌炎、黑棘皮病，疣、赘样损害，毛囊角化病等；食管癌者，掌跖角化可伴发于食管癌，且有家族史；结肠癌者，皮脂腺的肿瘤较结肠癌先出现，Peutz-Jeghers 综合征表现为黏膜皮肤色素沉着和胃肠道多发性息肉，此种息肉易恶变，其他如游走性血栓性静脉炎、汗毛过度生长、黑棘皮症等；胰腺癌者，可伴有游走性血栓性静脉炎；肝癌者，皮肤表现罕见，主要有皮肤卟啉症、多发性肌炎、黑棘皮病等。

2. 神经系统

脑肿瘤患者的主要皮肤病变为瘙痒、色素改变、过度角化、疱疹等。

3. 内分泌系统

胸腺肿瘤常可伴发落叶性大疱疹，甲状腺肿瘤可伴发神经纤维瘤。

4. 呼吸系统

肺癌患者的皮肤表现较为多见，主要有全身瘙痒、鲍温氏病、角化棘皮病、皮肌炎、硬皮症、杵状指、黑棘皮症、植物神经功能亢进引起的局部皮肤出汗或潮红。

5. 网状内皮系统

网状细胞肉瘤患者的皮肤损害多为非特异性，如瘙痒症、斑丘疹及多形红斑样损害。白血病患者的特异性损害：皮肤浸润包括结节、块状浸润，也可出现红皮病、溃疡、坏疽性脓皮症。非特异性损害：荨麻疹、多形红斑、瘙痒症等。恶性淋巴瘤患者，特异性损害较少见，一般为多发性皮疹和皮下结节，非特异性损害以阿杰金氏淋巴瘤最常见，可出现色素沉着、皮肤瘙痒、鱼鳞病样萎缩、剥脱性皮炎、带状疱疹、结节性红斑等表现。蕈样肉芽肿及 Sezary 综合征患者的皮肤损害包括皮肤红斑、脱屑、苔藓化瘙痒，晚期可有块斑或肿瘤突起，也可见溃疡、红皮病及剥脱性皮炎，有的损害在肿瘤出现前数年即可发生。多发性骨髓瘤患者可有皮肤结节性丘疹，也可见皮肤黄疣、淀粉样变性，皮肤色素沉着，皮肤硬化等。

六、中医传统诊法及中药应用在癌症早期发现的作用

中医学对癌症的早期发现主要采用耳诊、舌诊、指甲诊法、头发诊法、穴位压痛诊断法以及提高影像诊断的清晰度等来对高危人群或早期癌症患者进行初筛检查。

1. 望舌象

舌象是人体之外候，是人体生理和病理的反映体，是望诊的重要内容之一。舌象比脉象稳定易辨，越来越被临床工作者所重视。全国舌象研究协作组发现，癌症组的青紫舌为正常人组的 9.27 倍，其中胃癌占 42.85%，食管贲门癌占 26%，子宫颈癌占 19.23%。癌症组腻苔为正常人组的 1.18 倍，食管癌占 56%，肺癌占 49.9%。肿瘤组肿大舌为正常人组的 1.86 倍，肺癌为多，食管癌次之。段锦龙采用舌面诊测信息采集系统分析了 3053 例食管癌高危人群舌象特点，发现舌体瘀斑在食管低级别上皮瘤变组、高级别上皮瘤变组中的比例高于正常人群；通过建立食管癌 Logistic 回归模型后发现红舌、舌体瘀斑、黄白相兼苔是食管癌的高危因素。翁佩珊通过观察初诊肠道癌前病变患者舌象特点，发现舌苔厚腻者有存在癌前病变的可能，而青紫舌、有色厚苔提示患者有肠

癌可能，肠道癌前病变组出现有色舌苔人数比正常肠黏膜组多，并认为可根据舌象特点来预测患者是否存在癌前病变，进而用于指导临床筛查大肠癌。孙善琳等认为，上消化道癌症患者的腻苔明显高于萎缩性胃炎患者。

舌象与肿瘤、瘀症、病位及病程关系密切，可以补充常规检查指标的不足之处。用舌诊指标初筛高危人群或肿瘤患者，并结合病理探索其与瘤谱、证型、病程之间的关系，已经取得了一些有意义的进展。现可以作为初筛肿瘤或预测病程的一种参考指标。

2. 耳诊法

中医学认为，耳郭作为人体的一个组成部分，具有反映整体的全息功能和作用，当人体某脏腑发生病变时，在耳郭的相关部位耳穴上会有反应，从而协助诊断疾病。

重庆市肿瘤研究所采用信息探测仪、视诊和耳壳染色三种手段进行对比观察。结果表明，采用电探测方法，癌症组的耳根电流明显低于耳郭区电流和相应部位耳穴电流及相关部位（即中医学所说相表里的脏腑）耳穴电流；而一般疾病组的耳根电流则低于相应部位耳穴电流，但高于相关部位耳穴和耳郭癌区的电流；正常人组耳根电流明显大于其他部位的电流。耳郭视诊方面发现癌症组的耳轮色素沉着发生率和耳郭相应部位耳穴软骨增生、脱屑及某区软骨增生的发生率均明显高于一般疾病组及正常人组。其中，某一区域和食道穴耳郭背部软骨增生为首次发现。采用耳郭染色方法观察到癌症组、一般疾病组、正常人组的耳轮及耳郭中7个具有不同代表性穴位染色率分别为75%、12.92%、2.61%和61.20%、40.50%、3.48%。这表明癌症组极易被染色，且短期内不易褪色，正常人组基本上无阳性反应。叶艳等提出恶性肿瘤的阳性反应点是"五穴一区"（内分泌、肾上腺、皮质下、"肿瘤穴"、相应部位的耳穴和肿瘤特异区），其中"肿瘤穴"位于耳背的百灵、足、臀三穴连线的三角形内偏上处。无肿瘤者该穴一般无阳性反应，恶性肿瘤患者该穴大都呈强阳性反应，良性肿瘤患者该穴呈阳性反应一般较弱。

3. 穴位按压法

此法即癌症的穴位压痛与指压疗法，是通过患者经络神经检查，以相应穴位压痛阳性反应为诊断依据同时进行治疗的一种方法。

癌症患者出现疼痛即是癌变的征候反应。在一定程度上，它反映了机体功能障碍，脏腑正常生理机能遭到破坏（癌细胞的侵袭），体表在一定区域穴位就会出现相应的"反激压痛点"，表现出肿胀、过敏、沉痛、胀痛、酸痛、绞痛、痉挛性疼痛等异常现象。

癌症的穴位压痛诊断是用拇指或食指的指腹按压或滑动

检查，以发现穴位压痛点。李佩群发现，当臀横线与腘窝横线连线中点偏外 5 分处的大郄穴出现疼痛时，提示患者很可能已患癌症。再配合其他穴位，有助于进一步定位可疑癌症部位。如诊断食道癌需配穴食道下俞和食关；配合中脘、承满可诊断胃癌；配合大肠俞、天枢，可诊断直肠癌；配合肺俞可诊断肺癌；配合胆俞可诊断胆囊癌；配合肾俞可诊断肾癌；配合膀胱俞可诊断膀胱癌；配合生殖点与次髎可诊断前列腺癌；配合次髎、带脉或三阴交可诊断子宫癌；配合积聚块、次髎或三阴交可诊断卵巢癌等。

4. 望指甲

指甲是显示人体疾病的小银幕。健康人的指甲平清、光滑、半透明，呈均匀的淡红色，有一定的弧度附着指端。在它的根部有一对半月状的白灰的甲弧，对指甲有保护作用。指甲的外形、光泽、颜色的变化，反映了机体的健康状况。指甲的横嵴和纵嵴高度弯曲隆起，可能是癌瘤病变的反映之一。临床上可以见到某些胃窦癌和大肠癌患者极为明显地呈现出指甲的横嵴高度弯曲隆起，色泽枯槁、津液干涸。

5. 望头发

头发是一面特殊的镜子，它能照出机体的状况。癌症患者头发无华、变硬变脆，枯槁易脱。烧焦后，气味淡薄，易捻成粉灰状。

6. 其他

掌纹诊断和味觉诊断法也可供参考。如鱼际横曲纹特别浅短，小指纵横纹理紊乱不清，掌面呈暗红紫色或㿠白无华。口干、味觉消失和厌食可能是癌症的重要标志，如同时伴有大便如羊屎者，可能是消化道癌的噎膈症。

胃脘痛辨治关键在于"通"

胃脘痛在临床是一种常见的病证。发病以胃脘疼痛为主症，常伴痞满、烧心、吞酸、呕吐、嗳气等证候。现代医学认为胃、十二指肠、肝、胆、胰等部位的疾病都会出现胃脘痛。

一、脾胃的生理特点在于"升降"

胃脘痛病位在中焦脾胃。脾胃一阴一阳，相辅相成。脾胃属土，脾为阴土，胃为阳土，二者一脏一腑、一升一降。脾以升为健，胃以降为和。脾喜燥恶湿、胃喜湿恶燥。胃主受纳、脾主运化。脾藏精气而不泄，胃传化物而不藏。故叶天士认为："脾气升则健，胃气降则和。"《灵枢·平人绝谷》指出："胃满则肠虚，肠满则胃虚，更虚更满，故气得上下，五脏安定，血脉和利，精神乃居。"可见，脾胃气机正常升降是其功能发挥的关键。

二、胃脘痛的病理特点是"滞"

胃主受纳，脾主运化。受纳后的水谷必须下降，故胃气以降为顺；脾主运化，运化水谷精微靠脾气上升来实现，若脾升胃降失常，则病理表现为一个"滞"字，出现胃脘痛，并以胀、满、痞症状表现出来。气机壅滞，水停为湿，谷停为滞，就会出现血瘀、食积、痰结、火郁等。若脾胃虚弱，升降失常则虚中夹滞。

寒气积于胸中而不泻，不泻则温气去，寒独留，血凝滞。所以当升不升，当降不降，郁滞于中因而成胃脘痛。所以胃脘痛不论寒热虚实，内有郁滞是共同的特点，是辨证论治的关键。

三、治法着眼于"通"

所谓"不通则痛"。脾胃升降失常，气机郁滞不畅，枢机不运，水谷停于中焦，故胃脘痛。临床治疗着重疏通气机，当升则升，当降则降，应入则入，该出则出，则寒热自除、阴阳调和。所以，该病证有寒热虚实之别，治疗亦有温清补泻之分，但都以开其郁滞，调其升降为目的，都着眼于一个"通"字。所谓"通"，就是调畅气血，疏其壅塞，消其郁滞。

四、柴胡舒肝饮加减论治

胃脘痛以胃部痛为主症，可伴有胃脘痞满胀，或痛连两胁，或吞酸、呕吐、嗳气、烧心，或大便干，或遇寒则重，或脘腹痛而拒按。病机多为情志不遂，肝郁气滞犯胃，胃失和降；或因饮食不节，饥饿失常而胃气壅滞，出现夹食、夹湿、夹痰；治疗都以化滞为主来选方用药。柴胡疏肝饮为主方加减运用，疏肝理气和胃。方中包含苏梗、柴胡、香附、陈皮、枳壳、大腹皮、香橼皮、佛手。苏梗入胃，顺气开郁和胃；柴胡、香附入肝开郁理气止痛；枳壳、陈皮理气和胃化湿，为通达脾胃之要药，且有能散、能缓、能补和之功，用补药则补，合泻药能泻，配升药能升，佐降药则降。方中苏梗、香附为伍，既能和胃气，又可舒肝止痛，配合枳壳以破气消积、利膈宽中，能消胃脘胀满、通大小便；佐大腹皮下气行水，调和脾胃，香橼皮、佛手二药具有宽胸除胀止痛之功。以上诸药相配，可以加强行气、和胃、通降、舒肝、止痛的作用。脾胃之气运行正常、气机通畅，脾气得升，胃气得降，胃脘痛也就消失了。

如遇偏寒，可加良姜或毕澄茄，行气散寒冷止痛；胀甚者加莱菔子、鸡内金；伴胁痛者加川楝子、延胡索；食滞者加焦三仙；吞酸者加乌贼骨、白及等制酸之药；对胃脘痛及胃、十二指肠溃疡伴有幽门螺旋菌阳性患者加蒲公英清热解毒杀菌；大便干结者加大黄；久痛者加九香虫、炒五灵脂、制乳香、制没药；消化道出血者加三七粉；脾胃虚弱者加参、芪等药。

对于脾气虚、胃失和降的患者应先降胃而后升脾，胃气一降，脾气自升，水谷得进，食进胃强，水谷得充养，不补自补，脾胃自能恢复正常功能，不专用补法，防止壅塞脾胃升降，气机枢运不畅。如脾虚兼气滞，夹食、热、痰、瘀、湿，先用柴胡、香附、苏梗、香橼皮、佛手、枳壳、大腹皮行气通降，后虚证明显者可用参、芪、甘草；夹湿者用藿香、法半夏、茯苓、白扁豆等。

可见脾胃病之治法，着重于"通降"二字，补法亦需通降，正如《医学真传》中所言："通之之法，各有不同，调气以和血，调血以和气，通也；上逆者使之下行，中结者使之旁达，亦通也；虚者助之使通，寒者温之使通，无非通之之法也。"

五、医案举例

某男，26岁，胃脘时胀、隐痛，反复发作两年余，食后加重，不敢进食，二便正常。西医诊断为慢性胃炎，胃酸不足。舌质红苔少白，诊断胃脘痛，气滞食阻，胃失和降证，法以理气和胃通降，方药：柴胡 10g，陈皮 10g，枳壳 15g，鸡内金 10g，香橼皮 10g，佛手 10g，砂仁 10g，焦三仙 10g。服药 1 剂后即见效，5 剂后诸症消失，继服 6 剂，以固长效。

某女，60 岁，胃脘痛三十余年，最近一年来加重，屡治无效。胃镜及病理诊断：慢性萎缩性胃炎。患者食则胃脘胀满、嗳气、灼热、纳差，口干津少，大便干结，倦怠乏力，消瘦，舌质红少津，苔黄干，脉细数。分析此为久病入络，津液枯涩，胃阴已伤，胃失濡降，治以滋胃阴，降胃气、调升脾气。方药：北沙参 12g，麦冬 10g，升麻 10g，玉竹 10g，白芍 10g，佛手 10g，香橼皮 10g，苏梗 10g，枳壳 15g，陈皮 10g，香附 10g，三七粉 3g（冲服），莱菔子 10g，蒲公英 15g。服药 10 剂，痛止，口干好转，大便通畅，纳食增加。原方再进 30 剂，诸症消失，胃镜复查，胃黏膜点状出血及糜烂已全部消失。

用仲景方治疗肛肠病术后胃肠功能紊乱体会

临床观察发现，肛肠病患者术后普遍存在胃肠功能紊乱，出现痞满、腹痛、腹泻、呕吐、下利、不大便等表现。胃肠功能紊乱属于中医脾胃系统疾病范畴。临床多采用《伤寒论》所载方剂进行辨治。现将疾病特点分析及方剂应用体会分析如下：

一、脾胃的生理功能

《灵枢·经脉》载："脾足太阴之脉，起于大指之端……入腹，属脾，络胃，上膈，挟咽，连舌本，散舌下，其支者，复从胃别，上膈，注心中。"从经脉循行路径可见，足太阴脾经涵盖以腹部为主的消化系统，自然与此处的生理、病理有主要的关系。脾胃同居中焦，互为表里，脾主运化，主升，喜燥恶湿。胃主受纳，主降，喜润恶燥。二者一升一降，一润一燥，使人体气机、气血、阴阳、水火升降有序，完成中焦枢纽的功能。

二、脾胃病病因病机

　　脾胃病病因在外主要有饮食不节、贪凉饮冷等，在内主要是脾胃运化失常，升降失序，该升不升，该降不降，正如《素问·阴阳应象大论》所说："清气在下，则生飧泄；浊气在上，则生䐜胀。"因升降失常，水谷精微、糟粕运行紊乱，三焦代谢紊乱，产生痰饮、水湿等病理产物，病情发展到一定程度时这些病理产物会进一步阻碍脾胃的运化功能，如此循环，脾胃越弱，运化不能，机体表现出一系列消化道症状，概括起来：胃脘腹部痞满、胀、痛、嗳气、呕、呃逆、下利等症状。当患者出现上述症状同时合并炎症、肿瘤、痔疮、肛裂、肛瘘等疾病时，在经过手术治疗肛门直肠疾病后，也要应用中医药辨证治疗缓解消化道症状以恢复健康。

三、《伤寒论》方证应用

　　肛肠病患者术后出现如心下痞满、腹痛、腹泻、呕吐、下利、不大便等胃肠功能性症状时，仲景方发挥了重要的作用。在《伤寒论》太阳病中痞症属太阳变证，心下痞，心下指上腹部、胃脘部。痞指堵塞。此为患者由邪气干扰使中焦升降枢机不利，气机壅滞所致，进一步发展则为升降失序，上热下寒，自觉上腹部堵塞胀满，伴有嗳气、腹泻、肠鸣、不欲饮食或不大便等消化道症状，用五泻心汤加减。张仲景用大黄黄连泻心汤治热痞，附子泻心汤治热痞兼阳虚，半夏泻心汤治痰痞，生姜泻心汤治水痞，甘草泻心汤治痞利俱甚。因水饮病理产物引起小便不利、口渴饮水、心下痞、腹胀痛、发热症状可与五苓散治疗，出现痞证主症的脾胃气虚证候，可与厚半姜参草汤治疗。伤寒阳脉涩，阴脉弦，法当腹中急痛，先与小建中汤，不差者，小柴胡汤主之。

《伤寒论》太阳病中出现心下、少腹、大腹"痞、满、燥、实、坚、痛"症状，伴发热，或出现小便不利，或大便难，可根据辨证选用大小陷胸汤、抵当汤、桃核承气汤、十枣汤、一物瓜蒂散，以及阳明病的大、小承气汤、调味承气汤、麻仁丸、蜜煎导方。少阳病中的大、小柴胡证的心下痞满、腹满痛、不大便等症状根据辨证选方应用。太阴病第277条原文"自利不渴者，属太阴，以其脏有寒故也，当温之，宜服四逆辈"，是太阴脾阳虚寒的腹痛，时痛时止，喜温喜按，得温痛减，但以下利为主证，用理中汤、四逆之类方药。第279条原文"本太阳病，医反下之，因而腹满时痛者，属太阴也，桂枝加芍药汤主之；大实痛者，桂枝加大黄汤主之"，是太阴经脉受邪，气血不和，经气壅滞则腹满，血脉拘急者腹痛，用桂枝加芍药汤；病情发展，气滞血瘀，腹痛剧烈，拒按，用桂枝加大黄汤。故腹中痛、绕脐痛、腹大实痛的太阴病可以酌用桂枝汤、桂枝加芍药汤、桂枝加大黄汤、小建中汤等加减辨证治疗。若出现下利清谷色纯清的水样便（热结旁流）、腹痛呕吐、腹泻、脉微细、形寒肢冷蜷卧、发热、面红赤等少阴病见症，可辨证选用四逆汤、通脉四逆汤、白通汤，或用大承气急下存阴，即急下阳明救少阴。大便脓血者可以用桃花汤。吐利烦躁欲死者可用吴茱萸汤。少阴病，下利，咽痛，胸满，心烦，可与猪肤汤治疗。厥阴病中，久利可以用乌梅丸。消渴，气上撞胸，心中痛热，饥而不欲食，食则吐蛔，下之利不止，乌梅丸主之；时烦时止，得食而烦，须臾复止，乌梅丸主之；朝食暮吐，暮食朝吐，理中汤主之；里寒格拒，食入即吐，可与干姜黄芩黄连人参汤；发热、腹痛，里急后重，大便脓血，厥阴湿热下注，用白头翁汤治疗。

四、治未病

肛肠疾病患者在经过手术切除病灶之后，胃肠功能方面的恢复也是影响其预后的一个重要因素，仲景方历经岁月洗礼，依然光彩熠熠，在临证中发挥重要的作用。随着现代经济、科学技术发展，人们的饮食结构、工作环境、起居习惯均发生着变化，不健康的因素综合起来会影响脾胃的功能，使脾胃运化失常，升降失序，遂生痰饮、水湿，治疗上一要使胃气下降，二要使脾气上升，三要温运脾阳。脾胃病为慢性病，经过药物纠偏后，长期调养也很重要，尤其身处岭南，高温多雨生湿热，这里的人们，根据药食同源形成了"煲汤"文化，采用健脾祛湿中药与肉、骨等煲汤而食，做到瘥后防复，养身保健。

相关医案见医案篇"脾胃系统疾病"第一至四医案。

郁证辨治思维

一、郁证的概念

1. 中医对"郁"的认识

郁，一是泛指病邪结聚不得发越发散、郁滞不畅。比如，《素问·六元正纪大论》有"五郁"（木、火、土、金、水）之论；《丹溪心法·六郁》有"六郁"（气、血、痰、火、湿、食）之论等。二是专指情志不遂、气机郁滞所导致的郁证。

2. 广义与狭义郁证

广义的郁证是指除狭义郁证以外，还包括其他外感、内伤致病因素导致气血运行郁滞不畅造成的郁证形态。《丹溪心法》所言"六郁"（气、血、痰、火、湿、食）都为内伤、气候因素、饮食以及其他因素致病。明代孙一奎《赤水玄珠》将五行与五脏相联系，有"五脏郁证"之说，曰"木郁者，肝郁也"等，是从疾病的部位讨论，属于病邪侵犯机体使脏腑功能郁滞的病证。清代张璐《张氏医通》记载因情志致病的郁证叫"七情郁证",又称"内郁";又将风、寒、暑、湿、燥、火六气导致的郁证称为"六气郁证"。

狭义的郁证是指显性郁证及显性单纯郁证,由情志不舒、气机郁滞引起,以心情抑郁、情绪不宁、胸部满闷、肋胁胀痛为主要表现。明代徐春甫《古今医统大全》:"郁为七情不舒,遂成郁结,既郁之久,变病多端。"目前中医临床以此类症状作为诊断郁证的依据。现代医学中的抑郁症、焦虑症、癔病、神经症等属于此范畴。

3. 郁证的分类

(1)"单纯郁证"和"病郁同存"

按病机复杂程度,"郁证"可分"单纯郁证"和"病郁同存"。"单纯郁证"作为情志类病证,属于功能性疾病,需排除器质性疾病。"病郁同存"可因器质性疾病继发于情志类病证,也可因伴有情志类病证而加重。"病郁同存"又分"因郁致病"和"因病致郁"(张景岳《景岳全书·郁证》)。"因郁致病"是指由情志不遂影响脏腑气血阴阳而产生的一类病证。"因病致郁"是指脏腑气血阴阳失调进而影响情志的一类病证。

(2)"显性郁证"与"隐性郁证"

按情志症状明显程度,"郁证"可分为"显性郁证"和

"隐形郁证"。"显性郁证"是指由七情不遂导致显现在外而容易辨认的郁证，具有悲伤欲哭、烦躁易怒等情志类表现，如脏躁证、百合病。"隐性郁证"是指由并不明显的情志因素或由患者内在固有的郁证气质禀赋及人格特质所引起的，以躯体症状表现为主的临床不易亲见的郁证。从病因看，其七情不遂的表现很轻微或为隐性表现，这类患者具有常多思善虑、狐疑内向、易受暗示的郁证禀赋；临床表现并不一定可见情志变化，多具有诸如疼痛、胸闷心悸、气短乏力、嗳气痞满、月经失调、不孕不育等躯体症状。看似非郁证而实为郁证，故名"隐性郁证"。

"隐性郁证"又分普衣郁证、花衣郁证、怪衣郁证。"普衣郁证"是指躯体症状由普通的症状组成，犹如穿着"普通衣服"伪装的郁证。症状有乏力、头痛、眩晕、气短、胸闷、心悸、胸痹、健忘不寐、泛酸纳呆、月经不调等。"花衣郁证"是指躯体症状由纷繁复杂的表现组成，犹如穿着花花绿绿衣服伪装的郁证。该类郁证临床表现极其复杂多样，症状异彩纷呈，临床表现可涉及多系统、多脏腑，很难归类。"怪衣郁证"是指躯体症状比较怪异，犹如穿着"奇装异服"伪装的郁证。所谓"怪症"有两个含义：一是指某些症状不符合医学常识和逻辑，运用一般病理、生理学知识难以做出合理的解释。如脑中总有音乐声萦绕不去、心中瘙痒难忍之类；二是指症状本身怪异，其存在难以解释，如主诉持续数年每时每刻都在"胃痛"，胃镜检查却无异常表现或仅有轻微浅表性炎症之类；还有患者将某些症状与某种原因强行关联，如将持续数年的"咽喉不适感"归咎于数年前某次吃辛辣食物造成之类。身体某个部位冷、痛、痒等"疑难怪症"其实多数是郁证作祟。

二、郁证的诊断

1. 望诊

（1）望眼神

郁证患者眼神忧郁、哀伤、呆滞，或带凛凛寒光，或暗淡，缺乏柔和的光亮。

（2）望面部表情等

郁证患者面部表情僵硬而欠柔和，面色晦暗缺乏光泽。会有下意识的躯体强迫动作，如不自觉地敲打手指、搓手等。陪诊的家属可能会在旁点头或以肢体语言否认患者的作答。

2. 闻诊

听声音和嗅气味：不耐烦、易激惹、善太息、嗳气连连，可自主控制嗳气。

最重要的是听取能反映患者思想、性格及心理特质的病情陈述：

（1）从过去说起，生怕遗漏重要信息，医生听半天不知所云。

（2）叙述顷刻狂泻，欲在有限时间内将海量信息倾吐，思维跳跃，内容碎片化，可查知患者混乱的思维和表达障碍。

（3）重复唠叨琐碎，喋喋不休，反复询问同一件事情，不愿离开诊室或离开后又返回诊室询问，可查知患者强迫、多疑、焦虑的性格特点。

（4）疑病过忧，小病疑大病，良病疑恶病，具有"三好患者"特点（去好医院、看好医生、吃好药），认为自己存在比较严重的问题，生活在水深火热的痛苦之中，拒绝甚至愤怒承认自己存在心理问题。

（5）答非所问，不能直截了当回答医生问题，或是难以理解医生的提问，或是认为需要充分地铺垫才能清楚回答。

（6）临床表现多样，可全身到处都有不适，缺乏基于共性病机的内在联系。

（7）症状怪异，将症状与某种原因"强行关联"，一般不符合医学常识和逻辑。

（8）阿是症状，患者纷繁多彩的临床表现是被"问出来"的，医生不问便罢，医生问到何处便诉何处不适，具有多样化的不定愁诉。

3. 问诊

通过询问病情可了解郁证发生的外因和内因。外因是指种种客观发生或存在的不良生活事件刺激所产生的喜怒忧思抑郁悲恐等负性情绪，包括隐匿的内心冲突、心理情结及创伤经历。内因是指内在气质性格禀赋所决定，其实并无遭遇实质性外来负性生活事件侵袭。这类人天生具有气郁质体质和禀赋，表现为平素多思善虑、伤感寡欢、胆怯内向、易受暗示等人格性格特质。

4. 切诊

脉诊：此类患者脉象多弦，或沉弦。

按诊：可延伸为现代医学的心理精神神经量表测量。

三、《黄帝内经》所记载关于郁证的条文、病因病机及治疗

《内经》时代已认识到人类的心理活动的多种表现形式，有了意思、意志、记忆、心情、兴趣、思维情绪的概念。《素问·阴阳应象大论》："人有五脏化五气，以生喜怒悲忧恐。"《内经》中火郁、木郁、土都、金郁、水郁之发，是历代关于郁证的代表性说法，又称"五运之郁"。探讨阳郁证机必须要从阳气的运动形式说起。《素问·六微旨大论》所云："非出入，则无以生长壮老已；非升降，则无以生长化收藏。"这是

说阳气通过升降出入的方式发挥温煦、营养、气化、防御、固摄等功用。反之，若阳气郁遏，则百病丛生。

1. 寒气遏风致阳气郁而不伸

《素问·生气通天论》论述阳气在人体的地位、作用和生理病理时，指出："阳气者，若天与日，精则养神，柔则养筋。"依《素问·六元正纪大论》记载，少阴君火司天之年，"初之气，地气迁，燥将去，寒乃始，蛰复藏，水乃冰，霜复降，风乃至，阳气郁，民反周密，关节禁锢，腰椎痛，炎暑将起，中外疮疡"。即强调太阳寒水与厥阴风木相遇之时，温暖之气为寒凉之气所遏，应温不温，故病阳气郁而不能温养坚固肌腱，症见关节拘急强直、腰椎痛。

2. 寒湿蕴结致阳气郁而不运

依《素问·六元正纪大论》记载，阳明司天之年，"初之气，地气迁，阴始凝，气始肃，水乃冰，寒雨化。其病中热胀、面目浮肿、善眠、鼽衄、嚏欠、呕、小便黄赤，甚则淋"。即谓太阴湿土加临厥阴风木之时，阴凝于外，阳郁于内而不运，所见气化受阻诸证。此外，《素问·至真要大论》中说："诸转反戾，水液浑浊，皆属于热。"《素问·气厥》中说："胞移热于膀胱则癃、溺血。"《素问·评热论》中说："小便色黄者，少腹中有热也。"均为湿热蕴结膀胱所致阳（气）郁化火而成。

3. 肌腠受邪致阳气郁而不散

《素问·六元正纪大论》记载"火郁发之",临床表现如"民病少气,疮疡痈肿,胁腹胸背,面首四肢䐜愤、胕胀,疡痱、呕逆、瘛疭骨痛,节乃有动,注下温疟,腹中暴痛,血溢流注,精液乃少,目赤心热,甚则瞀闷懊侬,善暴死。"这描述了外邪侵袭人体,阻遏气机,清阳不发腠理,而成火郁之证,与疮疡痈肿相类似。《素问·生气通天论》提出,若调摄不慎,风寒闭塞毛窍,阳气郁于内,不得发散,郁而为痤。所述"汗出见湿,乃生痤疿"及"劳汗当风,寒薄为皶,郁乃痤"。

4. 寒饮客于肠胃致阳气郁而不通

《灵枢·师传》载:"食饮者,热无灼灼,寒无沧沧,寒温中适,故气将持,乃不致邪僻也。"即谓饮食入口不能热,也不能冷。若胃受寒则中焦气郁,中阳受困,脾气运化减弱,故生内湿。胃气郁滞,受纳腐熟水谷功能低下。《素问·调经论》说:"上焦不通利,则皮肤致密,腠理闭塞,玄府不通,卫气不得泄越,故外热。"即指出了寒邪郁遏卫阳之外感火郁病机。

《黄帝内经》对郁证的治疗较少提及,只提到"木郁达之"及一些祝由术。

四、《伤寒论》所记载关于郁证的典型症状、治疗方法及代表方

《伤寒论》治疗神志病的方法可归纳为以下十种：

1. 清宣郁热法

此法用于治疗胸中郁热、热扰心神之虚烦懊恼证。代表方：栀子豉汤。原文："发汗吐下后，虚烦不得眠，若剧者，必反复颠倒，心中懊侬，栀子豉汤主之。"

2. 温阳重镇法

此法用于治疗心阳不振、痰饮上扰之躁狂证。代表方：桂枝去芍药加蜀漆牡蛎龙骨救逆汤。原文："伤寒脉浮，医以火迫劫之，亡阳，必惊狂，起卧不安者，桂枝去芍药加蜀漆牡蛎龙骨救逆汤主之。"

3. 活血逐瘀法

此法用于治疗瘀热结于膀胱之太阳蓄血发狂证。代表方：桃核承气汤、抵当汤。原文："太阳病不解，热结膀胱，其人如狂，血自下，下者愈。其外不解者，尚未可攻，当先解外。外解已，但少腹急结者，乃可攻之，宜桃核承气汤。""太阳病六七日，表证仍在，脉微而沉，反不结胸，其人发狂者，以热在下焦，少腹当硬满，小便自利者，下血乃愈。所以然者，以太阳随经，瘀热在里故也。抵当汤主之。"

4. 散寒清热法

此法用于治疗阳明热盛、上扰心神之谵语证。代表方：白虎汤。原文："三阳合病，腹满，身重，难以转侧，口不仁，面垢，谵语遗尿，发汗则谵语。下之则额上生汗，手足厥冷。若自汗出者，白虎汤主之。"

5. 攻下实热法

此法用于治疗胃中热盛、肠腑燥结之烦躁谵语证。代表方：三承气汤。原文："阳明病，谵语，有潮热，反不能食者，宜大承气汤下之，胃中必有燥屎五六枚也；若能食者，但硬耳，宜小承气汤。"

6. 温中补虚法

此法用于治疗心脾不足、气血双亏之心悸而烦证。代表方：小建中汤。原文："伤寒二三日，心中悸而烦者，小建中汤主之。"

7. 平肝镇惊法

此法用于治疗热郁少阳、上扰心神、枢机不利、三焦失职之胸满烦惊证。代表方：柴胡加龙骨牡蛎汤。原文："伤寒八九日，下之，胸满烦惊，小便不利，谵语，一身尽重，不可转侧者，柴胡加龙骨牡蛎汤主之。"

8. 温阳养血法

此法用于治疗气血亏虚、心神失养之心悸证。代表方：炙甘草汤。原文："伤寒，脉结代，心动悸，炙甘草汤主之。"

9. 降火滋阴法

此法用于治疗阴虚阳亢、心肾不交之心烦不寐证。代表方：黄连阿胶汤。原文："少阴病，得之二三日以上，心中烦，不得卧者，黄连阿胶汤主之。"

10. 急救回阳法

此法用于治疗阳气衰微、阴寒内盛、心神不敛之烦躁证。代表方：干姜附子汤。原文："下之后，复发汗，昼日烦躁不得眠，夜而安静，不呕，不渴，无表证，脉沉微，身无大热者，干姜附子汤主之。"

五、历代医家的说法、治法

历代医家对郁的认识并不一致。《内经》中虽无郁证的病名，但已有关于五气之郁的论述，还有许多关于情志致病的论述，比如"愁忧者，气闭塞而不行"，"人忧愁思虑即伤心"，"人或恚怒，气逆上而不下，即伤肝也"。金元时期以前论述的郁多归属广义的郁的范畴，是指外邪、情志等因素所致之郁。金元时代，诸医家开始将郁作为一个独立病证加以阐述。明代《医学正传》首先采用郁证这一病证名称，且自此以后，逐渐把情志之郁作为郁证的主要内容，也就是狭义的郁证。

宋金元医家对内伤相关阳郁的认识更为深刻。他们不再关心外感邪气阻遏气机所造成的"阳郁证"，转而对基于气血理论之内伤杂病相关的"阳郁证"产生较大的兴趣。例如钱乙《小儿药证直诀》对内伤阳郁化火的辨治最有心得，如用泻白散治疗肺火伏郁，用泻黄散治疗脾胃伏火，用泻青丸治疗肝经郁热，用导赤散治疗心胸郁热等。刘完素的《素问玄机原病式》以"医以火迫劫之"立论，总结阳郁证机相关疾病，如痒证、转筋、结核、衄证、眩晕、耳鸣、肿胀、卒中、阳厥、淋证等。而李东垣则从脾胃立论："凡四肢疲困，肌热，筋骨间热，如火燎肌肤，扪之烙手，是阳气郁于脾土之中而为火也。"朱震亨《丹溪心法·六郁》则言："气血冲和，百病不生，一有怫郁，诸病生焉。故人生诸病，多生于郁。"《丹溪心法》载有"六郁证"，包括气郁、血郁、痰郁、热郁、湿郁、食郁，发明了六郁汤和越鞠丸，疗效颇佳。《太平惠民和剂局方》记载逍遥散主治"血虚劳倦，五心烦热，肢体疼痛，头目昏重，心忪颊赤，口燥咽干，发热盗汗，减食嗜卧"。金元以后医家将郁证的发生逐渐局限于狭义的"郁"，且以七情内伤为主，而忽略了其他。

明代医家开始重情志致郁。明代诸多医家在继承《黄帝内经》"五郁"学说的同时也注意到了内伤情志致郁；将木（肝）作为郁证发病的主导。可是他们对广义、狭义郁证概念不清，造成阳郁证机郁而不见。张介宾提出"因病致郁"和"因郁致病"。

清代医家对郁证病机的认识趋于成熟。何梦瑶将郁分为感受六淫外邪所致和内伤七情所致两种，再次将阳郁证机与狭义郁证区别开来，如《医碥·郁》记载："郁者，滞而不通之义。百病皆生于郁，如外伤于风寒湿之气，皆足以闭遏阳气，郁而成热，固也。"张璐的《张氏医通》记载由情志因素导致的郁证叫"七情郁证"，又称"内郁"；由风、寒、暑、湿、燥、火六气而导致的郁证称为"六气郁证"。林佩琴的《类证治裁》概括说"凡病无不起于郁"，此皆属于广义郁证，并且强调"以情解郁"。另外，唐容川认为"阳气郁于血分之中"，则瘀热由生。

六、郁证的症状特点

1. 时间性：清晨（少阳主时）发病。

2. 特征症状：如心烦、失眠、胸闷、各种疼痛（但确定无器质性改变）。

3. 自我暗示意识明显（即精神作用大）。

4. 脉弦或脉沉弦。

七、郁证的治疗

现代医学对于焦虑症和抑郁症的治疗，多采用抗抑郁药、镇静安眠药等，其多有成瘾性强、有戒断性反应、易导致操作性事故、胃肠反应大等问题。其治疗的难处在于：郁证具有治疗时间长、易复发、难治愈的特点。郁证是外邪入侵、五脏失和导致少阳疏泄失常。少阳被郁，郁而化火，胆火扰乱心神。肝胆为表里脏腑，肝气不舒，三焦气机、水液代谢失常，脾胃升降运化失职，成痰成饮就会出现郁证的各种症状。中医治疗此病，根据病因病机进行辨证治疗临床很难取得疗效。我总结前人的理论和经验，应用柴胡加龙骨牡蛎汤合百合地黄汤加减应用，取得了很好的临床疗效。基础方：柴胡15g，法半夏15g，黄芩、人参、甘草各10g，生龙骨、生牡蛎各50g（先煎），大枣5枚，生姜3片，百合30g，地黄30g，莲子30g。

柴胡加龙骨牡蛎汤出自张仲景《伤寒杂病论》的少阳证，主治"胸满烦惊，小便不利，谵语，一身尽重，不可转侧者"，具有调和阴阳、调畅气机、镇心安神之功，为小柴胡汤之变方。方中以小柴胡汤解郁结、调枢机、畅三焦、寒温并用、攻补兼施、左右逢源；加龙骨、牡蛎镇潜摄纳，安神定惊；除去原方有毒之铅丹；桂枝以通阳化气，畅达营卫。百合地黄汤出自《金匮要略·百合狐惑阴阳毒》，治疗百合病。"百合病者，百脉一宗，悉致其病也。意欲食复不能食，常默默，欲卧不能卧，欲行不能行，欲饮食，或有美时，或有不用闻食臭时，如寒无寒，如热无热，口苦，小便赤，诸药不能治，得药则剧吐利，如有神灵者，身形如和，其脉微数"。方中百合味甘，性微寒，有清心安神的作用；生地味甘苦，性微寒，有滋养肾阴、清热生津的作用；共奏清心安神之功效。

从《伤寒杂病论》和《金匮要略》中选此二方合用，发挥仲景合方法则的优势，针对郁证寒热错杂、正虚邪盛、虚实夹杂的病理特征加以治疗，此方乃"经方"合方治大病的理论实践。本人运用此合方治疗郁证三十年，结合巧妙施配针药，常获良效，且复发率低，副作用少。

柴胡加龙骨牡蛎汤合百合地黄汤加减应用：阳郁者，加用栀子15g、淡豆豉15g。阴郁者，去龙骨、牡蛎，加用桂枝15g、香附15g。嗳气、脘腹胀满、不欲饮食者加厚朴15g、枳壳15g。病证严重或郁证日久者，加用针灸治疗，穴位选取：四神聪、双内关、双三阴交等。治疗时间一般3~6个月。

大胆使用大剂量龙骨、牡蛎可达到良好的平"肝之郁火"的作用，加上大剂量百合、地黄、莲子，更有甚好的"安心神"之功效。临床辨证分"阴郁"和"阳郁"两大类。分型操作简易，但处方用药却需做到"因人制宜"、随症加减。有必要时针药合施，针对"郁证"寒热错杂、正虚邪盛、虚实错杂的复杂病理特征加以治疗。

相关医案见医案篇"郁证"章节。

喉源性咳嗽辨治思维

喉源性咳嗽，指因咽喉部疾病所引起的咳嗽。其诊断要点是：咽喉作痒即咳，干咳无痰或少痰，咳嗽呈连续性或痉挛性，不咳时如常人。病程可长可短，全身症状不明显。咽喉部检查：咽喉黏膜不同程度充血，黏膜增厚或变薄，咽后壁淋巴滤泡增生。肺部检查及其他实验室检查无异常。喉源性咳嗽是临床常见的难治疾病，我经过多年临床实践，颇有心得，自创良方，屡获良效。

一、医书记载

喉源性咳嗽是早已经有的疾病，先前将其列入内科的"咳嗽"一病加以论治，也是耳鼻喉科的常见病、多发病、难治病。南京中医药大学干祖望教授在 1989 年最早提出该病名。西医目前对此尚无好的治疗方法。中医学认为该病症状呈现呛咳、顿咳的特点。几千年来该病辨证分型治疗方法很多。《伤寒论》采用六经辨证治疗咳喘病如太阳病篇中的麻桂类方、少阴病篇中的甘草汤、桔梗汤、猪肤汤、苦酒汤。历代医家都有治疗咳嗽病的好方药和医案，其中一部分属于喉源性咳嗽，但是没有对此作为一种特殊病证进行总结，后学者难寻规律。

二、病机分析

喉源性咳嗽症状特殊，病变部位在喉咙以上，以咽干、咽痒而咳，呛咳、顿咳持续不断为特点，全身症状不明显，这是病位在肺或其他脏腑的咳嗽所不具备的特征性症状。咳嗽既是症状也是病名，乃因外感六淫、饮食不节、五脏失调以及痰、湿、饮、瘀血等病理产物影响到肺、咽喉及五脏六腑之生理功能。病位在肺，历代医家都是辨证分型治疗。但喉源性咳嗽病位在喉，属足少阴肾经循行部位。外感、内伤、五脏失养等因素伤及足少阴肾经，喉络失濡养，液不养咽，津不润喉，故出现咽喉干痒、干咳无痰、呛咳、顿咳等症状，迁延难愈。《内经》曰："病生于咽喉，治之以甘药。"

三、自创"郝氏喉咳汤"

本人总结、分析该病证发病特点，总结实践经验，创建了治疗该病的专方"郝氏喉咳汤"。功效：利咽止咳，缓解喉痉。方药：射干、白前、前胡、桔梗、僵蚕、生甘草。方中射干苦寒，归肺经，清热解毒、利咽祛痰，为主药。白前辛苦、微温，归肺经，止咳祛痰、降气平喘。前胡辛苦、微寒、归肺经，降气止咳、散热祛痰。二者共为臣药。僵蚕辛咸平，归肺肝经，息风止痉，清肺平喘，解毒散结。桔梗辛苦平，归肺经，开宣肺气、止咳祛痰、开暗利咽、排脓。二者共为佐药。生甘草甘平，归心肺脾胃经，祛痰止咳、清热解毒、缓急止痛、补中益气、调和诸药，为使药。加减应用：痰多色黄者加黄芩、川贝母，痰白者加苦杏仁、姜半夏、浙贝母。咽痛者，加牛蒡子、山豆根。发热、恶寒者加麻黄、桂枝，不恶寒者加桑叶、菊花。该方应用重点是射干、白前、前胡用量要大，成人需 20g，老人、孕妇、儿童等酌情减量。用量不可教条刻板。

四、验案

张某，男，60 岁，曾因肺癌用达芬奇手术机器人做手术，行气管插管术，术后出现干咳、咽痒、呛咳，吃饭、睡觉均咳，不能平卧，多方寻医，治疗三个月无效。考虑喉源性咳嗽，予郝氏喉咳汤，7 剂，每日 1 剂，水煎服。半月后，咳止，无其他不适。

更多相关医案见医案篇"肺系疾病"第一至二医案。

不孕症辨治思维

育龄期妇女，性生活正常，男方生殖功能正常，未避孕一年而没有怀孕称之为不孕症。不孕症是医学难题。本人经多年临床实践，颇有心得，现分享给大家。

一、分类

根据病因，不孕症可分为相对性不孕和绝对性不孕。因某种因素致使不能受孕，或使受孕能力降低，导致暂时性不孕，如该因素得以纠正，仍有受孕可能者称之为相对性不孕。若夫妇一方有先天或后天解剖生理方面的缺陷，无法纠正而不能受孕者称之为绝对性不孕。根据曾否受过孕，又分为原发性不孕和继发性不孕。从未受孕者，称之为原发性不孕；曾经怀过孕而后又不孕者，称之为继发性不孕。本篇所讨论的主要是相对性不孕。

二、病因

现代医学认为，受孕是一个复杂的生理过程，必须具备下列条件：卵巢排出正常卵子；卵子和精子能够在输卵管内相遇并结合成为受精卵；受精卵顺利地被输入子宫腔；子宫内膜已充分准备，适合受精卵着床。这些环节中有任何一个不正常，即可导致不孕。造成女性不孕的常见因素有以下方面：

1. 排卵障碍

（1）一般因素

高龄、重度营养不良、过度肥胖或饮食中缺乏某些维生素，特别是维生素 E、A 和 B，均会影响卵巢功能。

（2）中枢性因素

精神过度紧张或焦虑，可使下丘脑-垂体-卵巢轴功能紊乱，抑制排卵；垂体肿瘤也可引起卵巢功能失调。下丘脑-垂体-卵巢轴功能与月经密切相关。其功能紊乱可引起月经失调，表现为闭经、无排卵月经或黄体功能失调。以上情况均可导致不孕。对于这种情况，治疗一般采用补肾法，方用六味地黄汤、八珍汤等。

（3）全身性疾病因素

甲状腺功能亢进或低下、肾上腺皮质功能亢进或低下、重症糖尿病、免疫性不孕症等疾病均可影响卵巢功能导致不孕。

2. 局部因素

（1）卵巢功能障碍

先天性卵巢发育不全、多囊卵巢综合征、卵巢功能早衰、功能性卵巢肿瘤等问题均会影响排卵。子宫内膜异位症不但会破坏卵巢而且可能造成严重的粘连，从而导致不孕。

（2）子宫发育不良

子宫体和子宫颈小于正常，不利于受精卵着床。治疗以补肾、调补冲任的方法为主，促进子宫内腺体发育，为受精卵着床提供准备。

（3）子宫内膜异位

子宫内膜异位会造成输卵管炎症或粘连，或作用于黄体导致功能退化，或在盆腔内形成较多的血性腹水。其中含有大量吞噬细胞，干扰精子正常活动。治疗以活血化瘀为主，结合具体症状，配合调气、调血等方法。

（4）输卵管阻塞

输卵管阻塞通常由盆腔炎或人工流产导致的输卵管粘连

引起。输卵管阻塞可以阻碍精卵结合。因炎症造成的输卵管痉挛、僵硬、黏膜破坏、纤毛和管壁蠕动障碍，也会使精卵结合困难。治疗时可以使用活血化瘀、软坚散结的方法。

（5）子宫颈黏液异常

子宫颈黏液性质改变，会导致精子难以通过子宫颈，通常认为由于子宫颈炎引起。治疗可以使用清热解毒、调补肝肾的方法。

（6）黄体功能减退

黄体功能减退的患者通常子宫内膜较薄，不利于受精卵种植。治疗通常使用补肾阳的方法，保护受精卵顺利着床。

不孕症病因复杂。患者一般表现为气血虚、气血不和、气滞血瘀、肝肾脾功能失调等证，经辨证论治，可以使患者气血阴阳平衡，从而达到治疗的目的。许多患者治疗 1~3 个月后即受孕。

三、中医学对不孕症的认识

中医学将不孕症称之为"全不产""无子"等。前人对有先天性生理缺陷者称为"五不女"；对有妊娠史，后来未再怀孕者称"断绪"。中医学对受孕生理很早就有深刻的认识。《素问·上古天真论》曰："女子七岁，肾气盛，齿更发长；

二七而天癸至，任脉通，太冲脉盛，月事以时下，故有子。"《广嗣纪要·寡欲篇》曰："夫男子以精为主，女子以血为主，阳精溢泻而不竭，阴血时下而不愆，阴阳交合，精血相凝，胚胎结而生育蕾矣。"以上论述说明了受孕的基本条件是：①肾中精气充盛。②天癸至。③任通冲盛，月事应候。④阴阳交媾，两精相搏。⑤胞宫摄受。以上任何环节的异常都可导致不孕。清·陈士铎《石室秘录》曰："女子不能生子，有十病。十病为何？一胞胎冷也，一脾胃寒也，一带脉急也，一肝气郁也，一痰气盛也，一相火旺也，一肾衰也，一任督病也，一膀胱气化不行也，一气血虚而不能摄也。"

四、辨治思维及用药体会

人的生育功能主要归属于肾藏精功能。肾藏先天之精。先天之精主生殖发育生长。肾气、肾阳是肾藏精的基础，为先天之本。脾胃为后天之本，运化水谷精微，化生后天之精。先天之精、后天之精二者相互支持，相互转化，对人的生育生长发育起着决定性作用。调整女性脑-肾-天癸-冲任-胞宫生殖轴的平衡，肾藏精功能是重要的方面，决定着排卵物质基础。治疗不孕症应重视肾气、天癸、冲任、胞宫、心脑神明、肝脾气血等方面的平衡协调。本人治疗不孕症主要从调脾肾两脏着手，补脾益肾、益气填精、调和冲任。基础方为：

党参、黄芪、当归、熟地、续断、菟丝子、白芍、桑寄生。重用黄芪、党参大补脾气，熟地黄、当归、白芍补养肝血，桑寄生、续断、菟丝子平补肾阴肾阳。排卵障碍者，加紫河车、紫石英、鹿角胶等；输卵管不通者，加三棱、莪术、路路通、地龙等；多囊卵巢综合征者，加半夏、胆南星、石菖蒲；盆腔炎症者，加红藤、败酱草、马齿苋。方中当归、白芍、熟地黄养血调经；人参、黄芪益气补脾养后天之本；菟丝子、续断、淫羊藿、桑寄生、肉苁蓉、巴戟天等益肾填精，养先天之本。

五、验案举隅

患者李某，女，34岁，2019年3月3日初诊，有正常性生活未避孕两年未孕。曾怀孕5次，人工流产3次，自然流产两次。现腰痛、乏力，舌淡红，苔薄白，脉沉细。性激素6项、B超子宫附件均未见异常。处方：党参15g，黄芪30g，当归15g，白芍15g，熟地15g，菟丝子30g，续断20g，桑寄生20g，覆盆子20g。相继服药三个月后怀孕，怀胎10月后成功分娩一男婴。

更多相关医案见医案篇"妇科疾病"第四至五医案。

从《伤寒论》中姜的
运用探讨姜的药用功能

姜在《伤寒论》中应用之广泛，仅次于甘草。其所治遍及三阴三阳六经，表里寒热虚实诸证。涉及条文 108 处，总共 112 方，参与配伍 58 方，其中太阳篇 43 方中，用生姜占 72.1%。或君臣，或佐使，多则斤，少至铢。运筹周到，法度谨严，可见张仲景对姜的运用至为重视。现将《伤寒论》中对姜的运用概括总结并进一步探讨关于姜的药用简况、基本功能和运用规律。

一、姜在《伤寒论》中的功用

1. 发散风寒

如"太阳中风，阳浮而阴弱，阳浮者，热自发，阴弱者，汗自出，啬啬恶寒，淅淅恶风，翕翕发热，鼻鸣干呕者，桂枝汤主之"（12 条）。证因人体腠理不固，风寒外袭，卫病邪风挟持，营失卫护则弱，故以桂枝汤主之。方中生姜辛温，佐桂枝温通卫阳，配大枣行脾之津液以和营，营卫和则风邪自散，诸症悉除。他如小柴胡汤、麻黄连翘赤小豆汤等方中的生姜均具调和营卫、发散表邪之作用。

2. 温胃散水

如茯苓甘草汤治"伤寒汗出……不渴者……"（73条）和"伤寒厥而心下悸……"（356条）。口不渴和厥而心下悸的病机均在水气停积胃中，其治首当温化胃阳而散水气。方中生姜温胃，桂枝行阳，茯苓淡渗，甘草和中。四物配伍，温胃散水，诸症自然可除。真武汤、生姜泻心汤方中之生姜，作用与此类同。

3. 降逆止呕

如"太阳与少阳合病，自下利者，与黄芩汤，若呕者，黄芩加半夏生姜汤主之"（172条），"食谷欲呕，属阳明也，吴茱萸汤主之"（243条）。两条中的"呕吐"与"欲呕"，均系胃气上逆所致。气逆者，治必散之以辛。两方中生姜味辛能和胃腑，散逆气，故呕可止。

4. 散结消痞

如"若心下满而硬痛者，此为结胸也，大陷胸汤主之。但满而不痛者，此为痞，柴胡不中与之"（149条）。前条之痞为柴胡证误下致内陷之热痞结心下，后者则系伤寒大邪解后，胃气虚弱，浊气不降，心下痞硬。两者病机虽异，但用姜之辛发散结消痞的治法则同。

5. 温里散寒

如"少阴病，下利便脓血者，桃花汤主之"（306 条），"霍乱，头痛发热，身疼痛，热多欲饮水者，五苓散主之；寒多不用水者，理中丸主之"（386 条）。前者属脾胃阳气不足，肠胃虚寒；后者为寒多无热，胃阳气虚。桃花汤和理中丸二方之干姜辛热，有燠卫暖肾之功。故用之者中下二焦阳气得复，寒气能散。他如甘草干姜汤、白通汤、栀子干姜汤等方中干姜皆具温里散寒、暖脾复阳作用。

6. 回阳救逆

如"少阴病，脉沉者，急温之，宜四逆汤"（323 条），"下之后，复发汗，昼日烦躁不得眠，夜而安静，不呕不渴，无表证，脉沉微，身无大热，干姜附子汤主之"（61 条）。两方中干姜配附子，大辛大热，胜寒逐阴、救逆回阳之力最著。诸如四逆辈者皆属此。

二、《伤寒论》中姜的运用规律

1. 生姜与干姜的用法

58 方中用生姜者 37 方，占 63.8%；用干姜者 22 方，占 37.9%，其中一方即生姜泻心汤生干兼用。太阳篇用者 43 方，占 74.4%；其余诸篇仅 l5 方，占 25.9%。从上述数字来看，调和营卫、发散表邪、降逆止呕、温胃散水主要用生姜，温中散寒、燠脾复阳、回阳救逆主要用干姜。

2. 姜在诸方中的用量和地位

生姜用量最大为半斤，最小为六铢，一般为三两，共 30 方，占 51.7%。其地位用为君臣佐使者均有，如在生姜泻心汤中为君，黄连汤中称臣，半夏泻心汤中做佐，小建中汤中为使。

3. 姜与其他药物配伍关系

《伤寒论》92 味药，与姜配伍的总计有 54 种，其主要药物有甘草（46 次）、大枣（34 次）、桂枝（30 次）、芍药（22 次）、人参（18 次）、附子（14 次）、半夏（14 次）、黄芩（12 次）、麻黄（10 次）。前 5 味即桂枝汤方，这不仅可以说明当时仲景发散表邪多选用姜，同时从桂枝汤及其变方在《伤寒论》中所占重要地位，也说明姜的多种药用功能。

三、姜的古今药用简况

早在公元前 3 世纪的马王堆汉墓帛书《五十二病方》中，就有用姜组方配伍应用的记载，如疽病方中即以白蔹、黄芪、桂、椒、茱萸、芍药与姜为伍。及至东汉末年，以张仲景为代表的医家对姜的药理作用和临床疗效认识更加深刻全面，运用亦达到纯熟阶段。其实，仲景以前的《神农本草经》对姜已有较为详细的记述。如生姜"归五脏，除风邪寒热，伤寒头痛鼻塞，咳逆上气；止呕吐，去痰下气"，干姜"治寒冷腹痛，中恶霍乱胀满，风邪诸毒，皮肤间结气，止唾血"。至明代，李时珍的《本草纲目》更广集数十家言，全面记述姜的气味、主治和禁忌，并附方 79 首。清代著名温病学家叶天士虽然屡用辛凉，但亦不忽视姜的应用，《临证指南医案》中，噫嗳案 6 例，用姜 4 例；呕吐 57 例，用姜 39 例；吐衄案用姜 5 例，总计 68 例，用姜 48 例，占 70.6%。现代伤寒名家刘渡舟的《伤寒论通俗讲话》中，病案 43 例，其中用姜 23 例，占 53.5%。

现代医学研究发现，生姜的挥发性成分是其具有一定香味的物质基础，主要为萜类物质，其含氧衍生物大多有较强的香气，具有良好的止呕、抗菌、抗氧化、抗肿瘤、降血糖、降血脂、改善心脑血管系统及抗晕动症等作用。用姜制作的成品药如"生姜糖浆""生姜酊""干姜冲剂"等，目前已广泛用于临床。

四、结语

本文对姜的药用简况及其在《伤寒论》中的功用和运用规律做了初步探讨，旨在学习仲师用姜经验，提引同道对姜重视。姜的药源广，价低廉，用途多，疗效好，若仅限三片作引，实属认识不足，发挥未当。

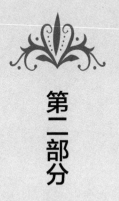

第二部分 医案篇

肿　瘤

　　肿瘤是严重威胁人类生命和健康的主要疾病之一，在我国发病率高、死亡率高、治愈率低、早期发现率低。《内经》中提到的"肠覃""石瘕""积聚"均属于该病范畴。肿瘤发生的原因一方面是年龄、种族、地域、遗传基因、情志、内分泌免疫状态等内在因素，另一方面是空气、水土、生活习惯等外在因素的影响。多种因素综合作用日久，气机阻滞，脏腑失和，痰瘀内生、互结。

　　中医药治疗肿瘤的核心思维，一是整体观；二是辨证论治；三是扶正祛邪；四是防微杜渐，即治未病。通过辨病、辨证、辨症，分析病因、病性、病机，确定具体治法以扶正固本，清除毒瘤，最终使患者完全康复或高质量地带瘤生存。扶正、祛邪的侧重点需根据患者体质情况而定。病程初期一般正气尚存，祛邪能力尚可，以祛邪为主。中晚期正气衰弱，脾胃功能不佳，此时应扶正为主。待正气来复，再加强祛邪。扶正多用补气、养阴等法。补气常用药有黄芪、党参、西洋参等。黄芪剂量一般至少要 30g。养阴常用药有沙参、麦冬、熟地、百合等。祛邪多用化痰散结、软坚散结、清热解毒抗肿瘤、破血化瘀、搜剔瘤毒等法。化痰散结常用药有半夏、浙贝母、天南星等；软坚散结常用药有海藻、昆布、夏枯草、龙骨、牡蛎等；清热解毒抗肿瘤常用药有半枝莲、重楼、白花蛇舌草、蒲公英、紫花地丁、金银花、连翘等；破血逐瘀常用药有三棱、莪术等；通络搜剔瘤毒常用虫类药有水蛭、蜈蚣、全蝎、天龙、土鳖虫等。

中医药在治疗肿瘤方面的作用，一是通过补气、调脾肾提高患者的免疫力，调整内分泌功能；二是通过清热解毒、软坚散结、活血化瘀直接杀死癌细胞即细胞毒作用；三是减轻放化疗、手术、靶向、免疫治疗的副作用；四是减毒增效，保护骨髓，增强造血功能；五是提高生命质量，缓解癌病症状；六是防止癌病转移；七是预防肿瘤的发生发展，尤其对于高危人群；八是抗肿瘤血管生成；九是逆转肿瘤患者多药耐药；十是促进肿瘤细胞凋亡。

中医药治疗肿瘤有四个较好时期，一是放化疗的前后；二是手术前后；三是观察、随访时期；四是中晚期、终末期及患者不宜或拒绝手术、放化疗治疗的情况。

医案一（B 细胞性淋巴瘤）

初诊（2019 年 2 月 22 日）：患者杨某，女，79 岁。主诉：发现右颈部肿块 2 年余。现病史：患者 2 年前发现右颈部肿块，大小约 2.5cm×2cm，不痛，表面光滑，边界清，活动度一般，生长缓慢。某三甲医院鼻咽部 CT：甲状腺结节，未排除部分结节恶变。双侧颈部Ⅰ、Ⅱ区淋巴结轻度肿大。右Ⅲ、Ⅳ、Ⅴ区多发明显肿大淋巴结。病理诊断：B 细胞性淋巴瘤，弥漫大 B 细胞淋巴瘤可能。未行手术、放化疗等治疗。现右颈部淋巴结肿大，口干苦，后背痛，纳寐可，二便正常。有胆囊结石病史多年。体格检查：体温 36.5℃，血压 140/86mmHg，心率 76 次/分钟，律齐，双肺呼吸音清。颈部多发淋巴结肿大，最大约 3cm×2cm，无压痛，表面光滑，边界清，活动度一般。腹软，无压痛，未触及包块。舌红苔黄，脉滑。西医诊断：B 细胞性淋巴瘤。中医诊断：痰核，热毒瘀结证。给予中药清热解毒，消癥散结。方药：柴胡 15g，黄芩 20g，半夏 20g，太子参 20g，西洋参 20g，生甘草 10g，枳壳 30g，蒲公英 20g，半枝莲 20g，莪术 30g，三棱 20g，鳖甲 40g，炮山甲 20g，夏枯草 20g，土鳖虫 15g，蜈蚣 1 条，紫花地丁 20g，连翘 20g，黄连 15g，龙骨 50g，牡蛎 50g，7 剂，每日 1 剂。

二诊（2019 年 3 月 22 日）：患者右颈部淋巴结稍缩小，最大约 2cm×2cm，口干苦，视物模糊，舌红苔黄，脉滑。守上方，去甘草，加海藻 20g，昆布 20g，菊花 30g，密蒙花 15g，12 剂，每日 1 剂。

三诊（2020 年 10 月 22 日）：患者诉，服上药后，颈部淋巴结明显缩小，几乎触摸不到，遂一年多未继续治疗。近 1

个月发现右颈部又有一肿大淋巴结。触之大小约 6cm×6cm，无压痛，边界清，质硬，活动度一般，无发热，纳寐可，二便正常。舌红苔黄，脉滑。方药：黄芩 20g，太子参 20g，西洋参 20g，蒲公英 20g，半枝莲 20g，莪术 30g，三棱 20g，鳖甲 40g，炮山甲 20g，夏枯草 20g，土鳖虫 15g，蜈蚣 1 条，紫花地丁 20g，连翘 20g，黄连 15g，海藻 20g，昆布 20g，菊花 30g，密蒙花 15g，升麻 10g，皂角刺 10g，7 剂，每日 1 剂。

四诊（2020 年 10 月 30 日）：患者颈部淋巴结较前稍变小。口苦，舌红苔黄，脉滑。守上方，去皂角刺，加柴胡 15g，半夏 20g，枳壳 30g，7 剂，每日 1 剂。

五诊（2020 年 11 月 6 日）：患者颈部淋巴结明显缩小，质变软，二便可，纳寐可。舌脉同前。守上方，加皂角刺 15g，重楼 15g，去半枝莲、黄连，7 剂，每日 1 剂。

六诊（2020 年 11 月 13 日）：患者颈部淋巴结继续缩小，仍口苦。舌质红苔黄，脉滑。守上方，去紫花地丁，皂角刺改为 20g，7 剂，每日 1 剂。

七诊（2020 年 11 月 20 日）：患者颈部淋巴结继续缩小，无其他不适。舌质红苔黄，脉滑。守上方，去枳壳，改三棱 30g，海藻 25g，昆布 25g，7 剂，每日 1 剂。

八诊（2020 年 11 月 27 日）：患者颈部淋巴结明显缩小，最大约 1cm×1cm。舌红苔黄，脉滑。守上方，7 剂，每日 1 剂。

九诊（2020 年 12 月 4 日）：患者颈部淋巴结基本触不到，又觉口苦，余无不适。舌红苔黄，脉滑。守上方，去蒲公英，柴胡改为 10g，加白花蛇舌草 30g，水蛭 15g，7 剂，每日 1 剂。

十诊（2021 年 3 月 26 日）：患者颈部淋巴结未触及，一般情况尚可，颈部 B 超未发现占位。嘱患者多休息，保持心情舒畅。

按语：恶性淋巴瘤是原发于淋巴结或结外淋巴组织和器官的免疫细胞肿瘤，可发生于身体的任何部位，淋巴结、扁桃体、脾和骨髓最易累及。浅表淋巴结的无痛性、进行性肿大是首发表现，以颈部为多见。恶性淋巴瘤发生的因素较复杂。究其病机，乃人体脏腑失调，痰、毒、瘀等病理产物内生，互结成瘤。治疗方面，初期祛邪为主，兼以扶正。祛邪一般软坚散结、清热解毒抗肿瘤、破血化瘀、搜剔瘤毒等多措并举。本案患者病情处于初期。肿瘤部位为胆经循行经过之处。口干苦，有胆囊结石病史，舌红苔黄，考虑痰瘀互结、少阳郁结化火。治疗采用以上诸法祛邪、和解少阳，兼补气扶正。方药由小柴胡汤加祛邪诸法常用药组成。加黄连加强清里热，加枳壳加强行气。复诊，结合一般情况，首方基础上加减治疗，患者颈部包块逐渐缩小。不到两年，包块完全消失。该患者采用纯中药治疗，起到了提高免疫力、清除毒瘤等作用。没有产生明显副作用。下一步还需防微杜渐，预防复发。

医案二（胃癌腹腔转移）

初诊（2019 年 9 月 2 日）：患者赵某，男，55 岁，因"反复腹胀腹痛伴双下肢浮肿 1 月余"住院治疗。患者于 2016 年诊断为胃癌并行根治术及化疗 6 程。1 月前出现反复腹胀腹痛，伴双下肢浮肿，2019 年 8 月 1 日外院 CT：多发腹腔转移灶，大量盆腔积液。考虑胃癌复发，行姑息化疗 1 程。患者化疗期间及化疗后疲劳、纳差、恶心、剧烈呕吐，拒绝行下一程化疗。既往有高血压、糖尿病史。目前精神疲倦，腹胀腹痛，NRS：2~3 分，双下肢中度浮肿，纳差，少许恶心呕吐，睡眠差，小便少，大便正常。舌暗，舌体胖大，边有齿痕，苔白厚腻，脉弦涩。西医诊断：胃恶性肿瘤Ⅳ期。中医诊断为：胃癌，气虚血瘀证。处方：黄芪 60g，熟党参 20g，白术 20g，茯苓 15g，桂枝 10g，干姜 10g，大枣 10g，醋莪术 20g，泽泻 20g，葶苈子 10g，大腹皮 30g，车前子 20g，半枝莲 10g，醋鳖甲 30g，每日 1 剂，共 5 剂。针灸：取双足三里、陷谷、行间穴，毫针针刺，足三里取补法行针，陷谷、行间取泻法行针，留针 30 分钟。

二诊（2019 年 9 月 7 日）：患者精神尚可，下肢浮肿较前减退，但仍觉恶心，时有呕吐，纳差。处方：旋覆花 10g，党参 15g，白术 10g，山药 15g，生姜 10g，海螵蛸 15g，代赭石

15g，姜半夏10g，大枣10g。取配方颗粒剂3剂，水冲服。每日1剂，共3剂。针灸治疗同前。

三诊（2019年9月10日）：患者精神尚可，胃纳尚可，恶心、呕吐、双下肢浮肿明显缓解。初诊处方加土鳖虫15g，水蛭10g。针灸治疗同前。

按语：胃癌一般恶性度高，临床预后差。前期根治术更使脾胃受损，运化功能更加不足。本案患者初诊，腹胀腹痛伴下肢浮肿，考虑癌肿阻碍气机，血停为瘀，不通则痛，加上气虚推动无力，水失健运，溢于四肢。患者病程处于肿瘤晚期。治疗以扶正为主，兼以祛邪。扶正用黄芪、党参、白术、茯苓、大枣益气健脾，桂枝、干姜振奋阳气以助推动水液运行，祛邪用葶苈子、大腹皮、茯苓、泽泻、车前子利水渗湿，莪术破血化瘀，半枝莲、鳖甲软坚散结抑瘤。同时针刺治疗肢体水肿，补法针足三里，燥化脾湿，生发胃气，泻法针陷谷、内庭通调水道。陷谷、内庭分别为足阳明胃经"输穴""荥穴"。《灵枢·九针十二原》云："所出为井，所溜为荥，所注为输，所行为经，所入为合，二十七气所行，皆在五输也。"陷谷、内庭皆是阳明经气由弱渐盛，经气深藏之穴。遂选此二穴生气调气，促进推动水液运行，利湿消肿。二诊，患者腹胀及肢肿有所缓解，恶心、呕吐、纳差症状仍突出。胃气不足成为较突出的问题。治疗肿瘤，首先保胃气。《素问·平人气象论》曰："人无胃气曰逆，逆者死。"《脾胃论》强调，"人以胃气为本"。调整治法着重和胃降逆止呕，以旋复代赭汤加味。加海螵蛸制酸止痛，加山药补气健脾。三诊，浮肿基本消退，恶心、呕吐明显缓解，纳食尚可，说明胃气已渐复。患者已经具备一定接受祛邪治疗的基础，改治疗方案为扶正、祛邪并举，以初诊方加减。该患者通过中药治疗，减轻了肿瘤引发的不适症状，改善了一般情况及精神状态，提高了生活质量。

医案三（鼻咽癌肺转移）

初诊（2018 年 6 月 15 日）：患者吴某，女，44 岁。主诉：胸痛 1 月余。现病史：患者 1 月前因胸痛、胸腔积液在某三甲医院行抽胸水治疗，并向胸腔注射诺欣+白介素 2。目前患者胸痛，咳嗽，气短，面色萎黄，消瘦，纳差，乏力，失眠，二便正常，无黄疸。既往史：鼻咽癌放化疗后 7 年，发现肺转移放化疗后 5 年。体格检查：双肺无干湿啰音，左肺呼吸音消失，叩诊实音，语音传导增强。心率、心律、血压正常，舌红，苔少黄，脉沉细。辅助检查：胸部 CT：①鼻咽癌肺转移综合治疗后复查，对比 2017 年 9 月 25 日 CT 片，左肺上叶-左肺门-纵隔内新增软组织肿块，包绕左肺动脉及左上肺静脉致管腔闭塞，心包不规则明显增厚，双肺新发多发结节，双肺门、纵隔内多发肿大淋巴结并融合，双侧胸膜多发局限性增厚，结合病史，以上病变均考虑转移瘤；双侧胸腔积液，左侧为著。②两肺尖条索影较前相仿，考虑为放疗后改变；右主支气管内无强化结节影，考虑黏液栓可能；左侧腋窝皮下少许积气，肝右后叶下段囊肿；左肾小囊肿。西医诊断：①鼻咽癌放化疗后肺转移；②胸腔积液。中医诊断：悬饮，水毒内停证。治法：补气扶正，攻逐水饮。处方：黄芪60g，党参20g，太子参20g，西洋参20g，苍术15g，白术15g，茯苓20g，桂枝10g，莪术30g，浙贝30g，射干20g，白前20g，北沙参20g，葶苈子15g，大枣15g，甘草15g，车前子20g，半枝莲30g，前胡20g，苏子15g，白花蛇舌草30g，土鳖虫15g，水蛭15g，壁虎15g，3剂，每日1剂。

二诊（2018年6月21日）：患者咳嗽减轻，开始化疗，恶心，大小便正常，舌红苔少白，脉左沉滑，右沉细数。处方：守上方，加半夏10g，3剂，每日1剂。

三诊（2018年6月29日）：患者停服化疗药，恶心、咳嗽缓解，纳差，二便正常，消瘦，舌红苔少，脉沉细数。处方：上方去苍术，加山楂20g，陈皮15g，鸡内金15g，6剂，每日1剂。

四诊（2018年7月13日）：患者诸症好转，仍乏力，小便正常，大便硬，汗多，舌淡红苔少，脉沉细数。胸部DR：胸膜钙化，少量胸水。处方：上方去葶苈子、车前子、白术、茯苓、苏子，加浮小麦20g，龙骨50g，牡蛎50g，7剂，每日1剂。

　　五诊（2018 年 7 月 27 日）：患者诸症继续好转，咳止，二便正常。舌红干苔少白，脉沉细数。处方：上方去白前、前胡，加阿胶 20g，红豆杉 6g，7 剂，每日 1 剂。

　　按语：患者鼻咽癌肺转移，初诊有胸水，主要症状为胸痛，属于中医悬饮范畴。患者正气不足，虚实夹杂，治宜攻逐水饮，兼益气扶正。《金匮要略》中治疗悬饮采用的十枣汤效力较猛。考虑患者身体羸弱，不适宜。予苓桂术甘汤合葶苈大枣泻肺汤加味。桂枝、甘草辛甘化阳。苓桂术甘汤温化水饮。葶苈大枣泻肺汤泻胸胁水饮，同时化肺中痰饮。加车前子加强利水；加黄芪 60g、党参 20g、太子参 20g、西洋参 20g、北沙参 20g 补气养阴扶正；加浙贝 30g、射干 20g、白前 20g、前胡 20g、苏子 15g 化痰降气止咳；加莪术破血化瘀；加半枝莲 30g、白花蛇舌草 30g 清热解毒抗肿瘤；加土鳖虫 15g、水蛭 15g、壁虎 15g 虫类药搜剔入络清毒瘤，3 剂，每日 1 剂。复诊随症加减，诸症逐渐好转。二诊出现恶心，加半夏降逆止呕。三诊纳差，加山楂、陈皮、鸡内金健胃消食。四诊胸水明显减少，咳嗽缓解，汗多明显，减少部分利水药和止咳药，加浮小麦、龙骨、牡蛎加强收涩。五诊诸症好转，咳止，去白前、前胡，加阿胶补血扶正，加红豆杉加强抗肿瘤。该患者通过中药治疗，胸水得到控制，咳嗽、气短、纳差等症状缓解，精神好转，生活质量提高，达到了带瘤生存的目的。

医案四（鼻咽癌）

初诊（2020年11月9日）：患者林某，女，34岁。主诉：发现鼻咽恶性肿瘤4个月。现病史：患者今年初自觉鼻腔堵感，未治疗，7月初外院检查发现鼻咽恶性肿瘤，已行3次化疗和30次放疗。现口干，唾液少，咽痛，纳差，味觉减退，只能吃流质食物，寐欠宁，大便4至5日一行，舌质青紫有瘀斑，苔少，脉弦细。月经3个月未至。既往史：否认高血压病、冠心病、糖尿病等慢性疾病病史。否认手术史。其他亦无特殊情况。西医诊断：鼻咽恶性肿瘤。中医诊断：癌，气阴两虚、热毒瘀滞证。治法：益气养阴，清热解毒为主。处方：太子参20g，西洋参20g，麦冬20g，生地30g，玄参20g，浙贝20g，金银花15g，桔梗20g，淡竹叶15g，胖大海15g，天冬15g，升麻10g，莲子30g，甘草15g，石膏30g，半夏15g，7剂，每日1剂。

二诊（2020年11月16日）：患者诸症有所缓解，大便较前通畅，仍觉纳差，月经未至。舌脉同前。守上方，加续断15g，麦芽15g，山楂15g，7剂，每日1剂。

三诊（2020年11月23日）：患者口干、咽痛消失，唾液增加，胃纳明显好转，味觉较前恢复。寐尚可，大便通畅。月经未至。舌苔较之前增多。上方去麦芽，加菟丝子20g，莪术20g，7剂，每日1剂。

四诊（2020年11月30日）：患者诸症明显缓解，月经未至。舌脉同前。上方去金银花，加桑寄生20g，7剂，每日1剂。

五诊（2020年12月7日）：患者夜里时有鼻塞，月经未至。舌质青紫瘀斑较前有所消退，脉弦细。上方改浙贝30g，莪术30g，去竹叶、半夏，加当归15g，7剂，每日1剂。

六诊（2020年12月14日）：患者味觉恢复，唾液黏稠，偶尔耳鸣。鼻腔镜检查未发现肿物。舌脉同前。上方去胖大海，加黄连10g，百合30g，7剂，每日1剂。

按语：鼻咽癌具有高度射线敏感性，放射治疗是鼻咽癌首选的治疗方法。但放化疗往往会产生许多副反应。经中药治疗一般可以有效缓解。本案患者初诊时已经过多次放疗、化疗，出现许多副反应。口干，唾液少，咽痛，寐差，便秘，属于一派阴伤表现；纳差，味觉减退，说明脾胃受损。毒瘤病史，加上舌象瘀斑明显，考虑仍有瘀滞，辨证气阴不足、热毒瘀滞，治疗以补气养阴，清热解毒为主。待正气来复，再破血逐瘀，给予竹叶石膏汤合增液汤加味。《伤寒论·辨阴阳易差后劳复病脉证并治》记载："伤寒解后，虚羸少气，气逆欲吐，竹叶石膏汤主之。"增液汤养阴且增液行舟，润肠通便。加天冬、莲子养心安神助眠；加浙贝母化痰利咽散结；加金银花、胖大海、升麻清热解毒利咽；加桔梗引药上行。复诊随症加减。二诊，纳差明显，加山楂、麦芽，同时加续断补肾，补阴阳之根本。后期复诊又加菟丝子、桑寄生加强补肾。三诊口干、咽痛消失，唾液增加，说明阴液渐复。胃纳、味觉较前好转，说明胃气渐复，祛邪能力增强，加莪术破血逐瘀。六诊时症状已基本全部缓解，一般情况尚可。

医案五（脑转移瘤）

初诊（2018 年 7 月 21 日）：患者柳某，女，76 岁。主诉：左手无力 2 周。现病史：患者近 2 周无明显诱因出现左手无力，不能拿东西。无头晕、头痛等不适。纳可，大便日 3 次，睡眠差。既往史：右肾癌术后腹腔转移又手术 7 年。高血压病 20 年。体格检查：体温 36.5℃，血压 124/78mmHg，心率 82 次/分钟，双肺呼吸音清。左上肢肌力 3 级。NS（-）。舌红，苔少白，脉滑。辅助检查：CT 示右侧大脑转移瘤。西医诊断：右肾癌术后，腹、颅脑转移；高血压病。中医诊断：瘤，气虚血瘀痰凝证。治法：补中益气，破瘀化痰消癥。处方：升麻 10g，柴胡 10g，黄芪 60g，党参 20g，莪术 30g，浙贝母 30g，龙骨 50g，牡蛎 50g，甘草 15g，壁虎 15g，土鳖虫 15g，白花蛇舌草 30g，半枝莲 30g，水蛭 15g，制南星 15g，半夏 15g，陈皮 15g，泽泻 20g，炮山甲颗粒剂 2 包，7 剂，每日 1 剂。

二诊（2018 年 7 月 28 日）：患者左上肢活动正常，肌力 5 级。二便正常，纳可，睡眠差。舌脉同前。处方：上方加五味子 20g，红豆杉 9g，7 剂，每日 1 剂。

三诊（2018 年 8 月 10 日）：患者左上肢肌力 5 级，仍麻差，舌脉同前。处方：上方五味子改 30g，7 剂，每日 1 剂。

四诊（2018 年 8 月 24 日）：患者左上肢肌力 5 级，睡眠好转，口干苦，咽痛。可以买菜做饭，二便正常。舌红苔少黄，脉滑。处方：上方加连翘 20g，夏枯草 20g，七叶一枝花 20g，薄荷 15g，三棱 30g，7 剂，每日 1 剂。

按语：患者有肿瘤病史，CT 发现脑部转移灶。单侧上肢无力，考虑脑部转移灶压迫导致。上肢无力，属于气虚不举。治疗以补中益气、破瘀化痰并举。给予补中益气汤加减。加制南星、半夏、浙贝、龙骨、牡蛎、炮山甲化痰软坚散结；加莪术破血逐瘀；加壁虎、土鳖虫、水蛭虫类药搜剔毒瘤；加白花蛇舌草、半枝莲解毒抗瘤。考虑患者可能存在脑水肿，加泽泻利水消肿。复诊随症加减。睡眠欠佳时，加五味子；正气渐复后，陆续加夏枯草、红豆杉、七叶一枝花、三棱等增强化痰散结、破血逐瘀、清热解毒抗肿瘤。三诊时，患者左上肢肌力已完全恢复。四诊时，患者诸症都好转，一般情况好。该患者通过纯中药治疗，消除了肿瘤压迫症状，改善了一般情况，提高了生活质量。

医案六（胃癌）

初诊（2020 年 2 月 28 日）：患者陈某，男，66 岁。主诉：发现胃部肿块2月余。现病史：患者2月前无明显诱因出现反酸、嗳气，伴阵发性上腹部隐痛不适，疼痛无进行性加重，无向他处放射，与进食、活动无明显关系，无腹胀，无大便困难，无便血、黑便，症状反复，当地医院予护胃、制酸、解痉止痛等对症治疗，腹痛症状无明显缓解。2020年1月3日胃镜检查：胃窦小弯侧至胃体中下部可见大小约5.0cm×7.0cm溃疡型肿块。2020年2月12日PET-CT：胃角及胃窦部病变，代谢异常活跃，符合胃癌，部分外膜受累。腹膜多发转移，并腹盆腔少量积液。贲门右、胃小弯、胃左动脉旁、胃大弯、幽门上、幽门下多发淋巴结转移，最大约1.1cm×1.5cm。左锁骨上数个小淋巴结，代谢不高。病理：胃低分化腺癌，Lauren分型为弥漫型。现患者时有嗳气，呃逆，食不下，咳嗽，大便不成形，睡眠正常。口服替吉奥20mg，bid。既往有饮酒、吸烟史。否认肝炎、结核等传染病病史。否认高血压病、冠心病、糖尿病等慢性疾病病史。否认手术、外伤史。否认输血史。预防接种史不详。体格检查：体温36.5℃，脉搏4次/分钟，呼吸18次/分钟，血压110/70mmHg。意识清楚，言语清晰，心肺检查无明显异常。舌红苔黄，脉弦。辅助检查：2020年2月4日癌胚抗原CEA：220.43ng/mL，CA125 302U/mL。西医诊断：胃恶性肿瘤。中医诊断：癌，癌毒瘀滞、胃气上逆证。治法：破瘀散结剔毒，降逆和胃。处方：龙葵30g，鸡内金20g，莱菔子20g，蒲公英 20g，土鳖虫 15g，海螵蛸 30g，青皮 30g，大枣 10g，白花蛇舌草 30g，荔枝核 20g，浙贝 30g，莪术 30g，半夏 20g，甘草 10g，黄连 15g，威灵仙 20g，槟榔 30g，枳实 30g，黄芪 30g，旋覆花 15g，代赭石 30g，15 剂，每日 1 剂。

二诊（2020 年 3 月 23 日）：患者呃逆减少，胃纳增加，精神好转，大便成形。舌脉同前。3 月 5 日血常规 RBC：3.09×10^{12}/L，Hgb：80g/L，PLT：405×10^9/L，替吉奥服 28 停 14，给予癌敌 1 号（由蜈蚣、水蛭、全蝎、壁虎四种药物粉末制成的胶囊），每次 20 粒，每日两次；上方继服，15 剂，每日 1 剂。

三诊（2020 年 4 月 17 日）：患者诸症好转，嗳气消失，精神佳，二便调，舌脉同前。4 月 17 日血常规 RBC：3.40×10^{12}/L，Hgb：87g/L，PLT：323×10^9/L。进行替吉奥第 2 个疗程。上方去代赭石，加阿胶 15g，15 剂，每日 1 剂。

四诊（2020 年 6 月 5 日）：患者夜里时有胸闷痛。心电图示偶发房早。舌脉同前。5 月 11 日血常规 RBC：3.89×10^{12}/L，Hgb：106g/L，PLT：219×10^9/L。上方加桂枝 15g，五味子 20g，炙甘草 30g，生地 30g，去荔枝核，15 剂，每日 1 剂。

五诊（2020 年 7 月 17 日）：患者饮食不慎致呕吐，食入即吐，腹泻、腹胀、胸闷。舌淡红，苔黄，脉弦。6 月 24 日血常规 RBC：3.95×10^{12}/L，Hgb：119g/L，PLT：141×10^9/L；癌

胚抗原 CEA：31.37ng/mL。诊断：呕吐，脾胃湿热证。处方：红参 15g，黄连 15g，黄芩 15g，半夏 10g，干姜 15g，枳壳 30g，槟榔 30g，砂仁 15g，莪术 30g，大枣 10g，蒲公英 20g，浙贝 30g，3 剂，每日 1 剂。

六诊（2020 年 7 月 20 日）：患者呕吐止，大便正常，胃脘痛有所缓解，仍微腹胀。舌淡红，苔白，脉弦。自 2 月服药以来，20 余年反复咳嗽未发。处方：黄连 15g，瓜蒌子 15g，半夏 20g，枳壳 30g，砂仁 15g，扁豆 15g，浙贝 30g，蒲公英 20g，槟榔 20g，柴胡 15g，海螵蛸 30g，莪术 20g，延胡索 20g，瓦楞子 15g，白及 20g，甘草 10g，大枣 10g，党参 10g，厚朴 20g，5 剂，每日 1 剂。

七诊（2020 年 7 月 24 日）：患者诸症好转，胃痛明显缓解。7 月 24 日癌胚抗原 CEA：45.04ng/mL，CA125：39.8U/mL。处方：上方去黄连、瓜蒌子、砂仁、扁豆、党参，加土鳖虫 15g，莱菔子 20g，牡蛎 50g，黄芪 20g，黄芩 15g，全蝎 15g，10 剂，每日 1 剂。

八诊（2020 年 8 月 28 日）：患者胃已不痛，大便日行 1～2 次，食后稍有痞满感。舌淡红，苔薄白，脉弦。8 月 8 日血常规 RBC：4.58×10^{12}/L，Hgb：153g/L，PLT：131×10^{9}/L。8 月 11 日腹部 CT：与 2020 年 2 月 12 日 PET-CT 对比，较前大致相仿。幽门管略狭窄，病变最大截面积范围约 2.9cm×5.3cm，贲门右、胃小弯、胃左动脉旁、胃大弯、幽门上、幽门下见多发轻度肿大淋巴结，最大短径约 8mm。处方：上方改柴胡 10g，土鳖虫 20g，莪术 30g，白及 30g，去黄芪、瓦楞子，加党参 15g，白花蛇舌草 20g，红豆杉 10g，10 剂，每日 1 剂。

　　按语：患者处于胃癌晚期，腹膜多处淋巴结转移。正气已伤，脾胃功能受损。治疗以扶正为主，兼以化痰散结、破血逐瘀、搜剔瘤毒。初诊，患者主要表现为嗳气、呃逆、纳差，舌红苔黄，考虑脾胃升降失常，给予旋覆代赭汤加味。旋覆代赭汤源自《伤寒论》，主治胃脘痞硬、嗳气。原文记载："伤寒发汗，若吐若下，解后心下痞硬，噫气不除者，旋覆代赭汤主之。"加鸡内金、莱菔子、槟榔健胃消食，加海螵蛸制酸止痛，加黄芪补气扶正，加龙葵、蒲公英、黄连、白花蛇舌草清热解毒抗瘤，加荔枝核、浙贝母化痰散结，加青皮、枳实、莪术破气破瘀，加威灵仙、土鳖虫搜剔毒瘤。复诊随症加减，患者症状逐渐好转，并随着正气恢复，逐步加大祛邪力度，调整扶正、祛邪的侧重点。三诊诸症好转，加阿胶养阴补血扶正。四诊突发房早，胸闷痛，考虑心阴阳不足，加桂枝、甘草辛甘化阳，加生地、五味子养阴助眠。五诊突发呕吐、腹泻等症，考虑急性胃炎，中医诊断呕吐，脾胃湿热证，给予半夏泻心汤加味清热燥湿，健脾和胃，兼化痰破瘀抑瘤。六诊其他症状好转，仍微胀痛，于扶正祛邪、健脾和胃诸药中加入小陷胸汤。小陷胸汤源自《伤寒论》，主治痰热互结之结胸证。原文记载："小结胸病，正在心下，按之则痛，脉浮滑者，小陷胸汤主之。"此处"心下"即胃脘部。七诊，肿瘤标志物数值明显下降。八诊，肿块面积明显缩小。该患者结合中药治疗半年后，瘤体面积缩小近一半，症状改善，生活质量提高。

医案七（肺癌）

初诊（2019年12月9日）：患者陈某，男，86岁。主诉：诊断为右肺周围型肺癌2周。现病史：患者于2019年11月25日因"颜面部及双下肢水肿1周"在某三甲医院住院。胸部CT：①右肺上叶前段周围型肺癌，余两肺见散在多个小结节，考虑炎性病灶。右肺上叶前段可见实性结节，大小15mm×12mm，分叶状，有毛刺；两肺见散在多个实性、磨玻璃样密度小结节，直径2~5mm。②冠状动脉粥样硬化性心脏病，轻度间质性水肿，右侧少量胸腔积液，心包，腹腔少量积液。③慢性支气管炎。现患者咳嗽，痰少，色白质黏，周身皮肤瘙痒，可见色素沉着脱屑，纳寐可，二便可。既往史：既往有慢性冠状动脉粥样硬化性心脏病，稳定型心绞痛，心脏增大，心房颤动，慢性心力衰竭，心功能3级，PCI术后2年半，原发性高血压2级，很高危组，脂肪肝，胆囊结石，高尿酸血症，肾结石，颈动脉硬化，右侧下肢动脉硬化闭塞症，银屑病史。否认肝炎、结核等传染病病史。否认外伤史。

否认输血史。预防接种史不详。口服西药：拜新同 30mg，qd，安博诺 150mg，qd，立普妥 20mg，qd，地高辛 0.125mg，qd。体格检查：体温 36.6℃，脉搏 76 次/分钟，律不齐，呼吸 18 次/分钟，血压 124/72mmHg。意识清楚，言语清晰，双肺呼吸音粗。舌红，苔薄黄，脉结代。西医诊断：①右肺周围型肺癌；②冠状动脉粥样硬化性心脏病；③原发性高血压 2 级很高危组；④银屑病。中医诊断：癌，气虚痰凝血瘀证。治法：补气扶正，化痰破瘀，搜剔毒瘤。处方：黄芪 30g，党参 20g，陈皮 15g，浙贝 20g，半枝莲 20g，白花蛇舌草 20g，土鳖虫 15g，甘草 15g，蜈蚣 1 条，大枣 10g，莪术 20g，7 剂，每日 1 剂。

二诊（2019 年 12 月 16 日）：患者咳嗽较前稍缓解，二便可，精神好转，自觉轻松。舌脉同前。上方改莪术 30g，浙贝 30g，半枝莲 30g，白花蛇舌草 30g，加炮山甲 20g，7 剂，每日 1 剂。

三诊（2019 年 12 月 27 日）：患者咳嗽继续缓解，二便可，心情舒畅，皮肤瘙痒减轻。舌红，苔薄黄，脉结代。上方改蜈蚣 2 条，加生地 30g，黄芩 15g，7 剂，每日 1 剂。

四诊（2020 年 2 月 24 日）：患者已不咳，皮肤瘙痒，一般情况尚可，舌脉同前。上方加地肤子 20g，乌梢蛇 20g，7 剂，每日 1 剂。

五诊（2020 年 3 月 16 日）：患者诸症好转，皮肤瘙痒亦减轻。上方加黄连 15g，10 剂，每日 1 剂。

六诊（2020 年 4 月 13 日）：患者诸症好转，肤痒明显减轻，纳寐可，二便调，舌红苔黄，脉滑。上方改土鳖虫 20g，10 剂，每日 1 剂。

七诊（2020 年 5 月 4 日）：患者偶尔有痰。一般情况尚可，舌脉同前。上方改黄芪 60g，加壁虎 15g，炮山甲 15g（颗粒），10 剂，每日 1 剂。

八诊（2020 年 5 月 25 日）：患者皮肤瘙痒明显缓解，皮肤鳞屑减退。舌脉同前。上方改生地 30g，乌梢蛇 30g，黄连 20g，加牡丹皮 20g，10 剂，每日 1 剂。

九诊（2020 年 6 月 15 日）：患者皮肤瘙痒继续缓解，一般情况尚可，舌脉同前。上方加地骨皮 20g，7 剂，每日 1 剂。

十诊（2020 年 6 月 29 日）：患者皮肤瘙痒减退，脱屑情况明显缓解。一般情况尚可，舌脉同前。上方加玄参 20g，10 剂，每日 1 剂。

十一诊（2020 年 7 月 24 日）：患者皮肤瘙痒未作，未见脱屑。纳寐可，二便可。舌红苔薄黄，脉结代。给予癌敌 1 号，每次 20 粒，每日两次。上方加红豆杉 10g，10 剂，每日 1 剂。

按语：患者基础疾病多，日久耗气伤血，脏腑虚损。初诊咳嗽为主要表现，结合辨病，给予补气扶正、化痰、破瘀、解毒、剔瘤祛邪。黄芪大补元气，党参、陈皮、大枣、甘草健脾补气，浙贝母化痰散结，半枝莲、白花蛇舌草清热解毒抗肿瘤，莪术破血逐瘀，土鳖虫、蜈蚣搜剔毒瘤。复诊根据咳嗽、皮肤瘙痒的情况随症加减。随着正气恢复，逐步加大化痰、破瘀、解毒、剔瘤药用量，并增加药味。二诊正气来复，精神及一般情况有所好转，加大浙贝母、半枝莲等祛邪药用量。三诊加大蜈蚣用量，加强搜风治疗银屑病。四诊加地肤子、乌梢蛇祛风止痒治疗银屑病。《秘传大麻风方》所载治疗银屑病主方追风散中包含蜈蚣。同时，关于乌梢蛇的功效描述为"治燥麻风，遍身如癣，其痒不可忍，后变成大风"。麻风虽与银屑病不同，但是风邪作祟的病机、皮肤瘙痒的症状相同。实践证明，乌梢蛇用于治疗银屑病也可以取得较好的疗效。后续配合凉血治疗，加大生地用量，加牡丹皮。即所谓"治风先治血，血行风自灭"。该患者通过中药治疗，肿瘤病情得到控制，症状缓解，多年银屑病基本痊愈。一般情况尚可，生活质量明显提高。

医案八（肝癌）

初诊（2019年11月18日）：患者陈某，男，47岁。因"肝癌介入术后5月余"收入院治疗。患者于2019年6月开始反复腹胀、腹痛不适，外院诊断为肝左叶原发性肝癌，2019年7月17日于某三甲医院行TACE术1程，后经对症护肝及补充蛋白等治疗后症状缓解，出院后仍有下肢浮肿及腹胀等不适，多次外院门诊治疗后症状稍缓解。3天前患者腹胀症状再发加重，伴乏力，双下肢浮肿。既往有胃穿孔病史，经手术治疗后现无特殊。现腹胀满，乏力，双下肢中度水肿，无发热、恶寒，无恶心、呕吐，精神差，纳尚可，睡眠差，小便偏少，大便偶尔稀烂。舌淡苔白微腻，脉弦涩。西医诊断：肝恶性肿瘤。中医诊断：癌；水肿，阳虚水泛证。处方：黄芪30g，白术15g，茯苓15g，白芍15g，熟附子10g（先煎），泽泻30g，炒扁豆30g，山楂30g，车前子15g，补骨脂15g，大枣30g，大腹皮30g，芡实15g，半枝莲15g，5剂，每日1剂。

二诊（2019年11月23日）：患者腹胀及下肢浮肿情况明显缓解，仍稍乏力，二便正常，舌脉同前。上方加干姜10g，7剂，每日1剂。

按语：患者以反复腹胀、肢肿为主要表现，乏力，舌淡，苔白腻。考虑水泛证。给予真武汤加减温补脾肾，化气行水。真武汤源自《伤寒论》，主治少阴病阳虚水泛证。原文记载："腹痛，小便不利，四肢沉重疼痛，自下利者，此为有水气。其人或咳，或小便利，或下利，或呕者，真武汤主之。"加黄芪大补元气；加大腹皮、泽泻、车前子行气利水；加炒扁豆、山楂、大枣消食养胃；加补骨脂、芡实补肾扶正，加半枝莲清热解毒抗肿瘤。该患者肝癌引发腹水为当下主要矛盾，应

"急则治其标"，遂以治腹水为主，抗肿瘤药物仅用一味半枝莲。

医案九（甲状腺结节）

初诊（2020年5月8日）：患者李某，女，30岁。主诉：发现颈前部肿物3天。现病史：患者3天前发现右颈前部出现肿物，某三甲医院5月5日超声示：右侧甲状腺囊实性结节，右叶中下级可见一大小约24mm×17mm的混合性回声，边界尚清；左侧甲状腺未见明显异常，双侧颈部未见肿大淋巴结，TI-RADS分类：右叶TR2。甲功5项无明显异常。患者因近日即将结婚，劳心操累，不欲行手术治疗。刻下：无胸闷、心慌、多汗，纳寐可，二便调，月经正常，时皮肤瘙痒发红疹。既往史：荨麻疹史。否认肝炎、结核等传染病病史，否认高血压病、冠心病、糖尿病等慢性疾病病史，否认手术、外伤史，否认输血史，预防接种史不详。体格检查：体温：36.6℃，脉搏：74次/分钟，呼吸：19次/分钟，血压：120/70mmHg。意识清楚，言语清晰，心肺检查无明显异常。舌质淡红，苔薄白，脉弦。右侧甲状腺可扪及一包块，大小约1cm×2cm，质软，无压痛，活动性尚可。颈部未触及肿大淋巴结。西医诊断：甲状腺囊性结节。中医诊断：瘿病，痰瘀互结证。治法：理气活血，化痰消瘿。①处方：升麻10g，柴胡10g，防风15g，地肤子20g，昆布20g，海藻20g，莪术 20g，浙贝 20g，三棱 20g，鳖甲 40g，土鳖虫 15g，炮山甲 15g（颗粒），半夏 20g，陈皮 15g，茯苓 15g，半枝莲 15g，夏枯草 15g，8 剂，水煎服。②针灸治疗：围刺疗法。

二诊（2020 年 5 月 15 日）：囊肿较前明显缩小，皮肤过敏，四肢明显，每年春夏易发。上方去海藻、半夏、昆布，加麻黄 10g，桂枝 10g，白芍 15g，甘草 10g，荔枝核 20g，白鲜皮 20g，改莪术 30g，浙贝 30g，7 剂。继续针灸治疗同前。

三诊（2020 年 5 月 22 日）：囊肿明显缩小，身痒减轻。上方去柴胡、茯苓、陈皮、甘草，加海藻 20g，昆布 20g，地骨皮 30g，改防风 20g，7 剂。

四诊（2020 年 12 月 28 日）：患者因备孕就诊，诉体检甲状腺结节已消失。

按语：瘿病基本病机是气滞、痰凝、血瘀壅结颈前。疾病的发生与肝、脾、心失调有关。肝郁则气滞，气滞则湿阻，湿阻则伤脾，脾伤则气结、生痰，痰气交阻，血行不畅，则生痰生瘀而成瘿病。本案患者被予四海舒郁丸合海藻玉壶汤加减，配合针灸围刺治疗，免了手术之苦。使用针刺疗法需注意辨别疾病病理性质，恶性肿瘤忌针灸治疗。复诊，患者出现皮疹，去海藻、昆布等海产品。加麻黄、桂枝类疏风解表。

医案十（甲状腺腺瘤）

初诊（2018 年 3 月 30 日）：患者邹某，男，76 岁。主诉：发现颈部肿物多年加重一月。现病史：患者多年前发现颈部肿物，近一月自觉体积增大。纳寐可，二便正常，无其他不适。既往史：甲状腺腺瘤病史，高血压病史，糖尿病史，长期口服达美康、降压药。体格检查：血压：144/88mmHg，心率 76 次/分钟，双肺呼吸音清。颈部可触及包块，大小约 10mm×20mm，边界清楚，活动度尚可。舌质红苔少黄，脉滑。辅助检查：2018 年 3 月 21 日某三甲医院胸部 CT：①右上纵隔占位，考虑良性病变可能，甲状腺来源，大小约 45mm×49mm；②胸主动脉硬化；③双肺 CT 增强扫描未见明显异常；④所及肝右叶小囊肿；⑤所及双肾多发小囊肿。西医诊断：甲状腺腺瘤；右上纵隔占位。中医诊断：瘿病，痰瘀互结证。治法：行气化痰，消瘿散结。处方：①柴胡 15g，白芍 15g，浙贝 20g，陈皮 15g，半夏 20g，茯苓 20g，夏枯草 15g，三棱 20g，莪术 20g，昆布 20g，海藻 20g，鳖甲 40g，土鳖虫 15g，炮山甲颗粒剂 2 包，6 剂。②针灸治疗。

复诊：患者坚持上方服用 3 个月，配合针灸治疗，腺瘤明显缩小。触诊大小约 0.5mm×1mm。嘱坚持服药，继续治疗。

按语：对于甲状腺腺瘤，西医一般采用手术治疗。中医通过辨证，运用中药、针灸治疗也可以取得良好疗效。本案患者颈部包块考虑痰瘀互结，给予四海舒郁丸加减，加柴胡、白芍疏肝养肝理气。加三棱、莪术等破气破血散瘀，加鳖甲、土鳖虫、炮山甲破瘀消癥。

郁　证

郁证由情志不舒引起，以心情抑郁、情绪不宁、胸部满闷、肋胁胀痛为主要表现。现代医学中的抑郁症、焦虑症、癔病、神经症等疾病属于此范畴。《伤寒杂病论》中的百合病、奔豚气、梅核气、脏躁、部分少阳病等疾病属于此范畴。

郁证病机主要在于邪犯少阳、胆火扰心，肝失疏泄、肝旺克脾。肝主疏泄，胆主决断。心情抑郁，犹豫不决，担心害怕是肝胆功能失常的表现。邪犯胆经日久化火，扰及心神，神明不宁。治疗多采用柴胡加龙骨牡蛎汤合百合地黄汤加减。柴胡加龙骨牡蛎汤出自张仲景《伤寒杂病论·辨太阳病脉证并治》，主治伤寒误下，邪气内陷，出现烦、惊、谵语。方中以小柴胡汤解郁结、调枢机、畅三焦，寒温并用、攻补兼施、左右逢源；加龙骨、牡蛎镇潜摄纳、安神定惊；除去原方有毒之铅丹；桂枝以通阳化气，畅达营卫；大黄泄热和胃。百合地黄汤由百合、地黄两味药组成，出自《金匮要略·百合狐惑阴阳毒》，主治百合病。方中百合、地黄两味药清心安神、滋养肾阴、清热生津。百合、生地一般所需用量较大，至少各 30g。郁证患者兼嗳气、脘腹胀满、不欲饮食者加厚朴、枳壳。病证严重或病程久者，加用针灸治疗，穴位选取四神聪、双内关、双三阴交等。

医案一（癔病）

初诊（2020年11月3日）：患者潘某，男，42岁。左侧腹股沟不适5年。5年前无明显诱因开始自觉左侧腹股沟不适感，偶有尿频尿急，伴排尿不尽感，偶有左侧阴囊坠胀感，自我感觉左侧身体不协调，左边身重，身体灼热感，右下腹痛。睡眠不佳，纳食正常，大便正常。舌红，苔白腻，脉弦。查体：体温、血压、呼吸、心率均正常。全腹软，无压痛、反跳痛，未触及包块，外生殖器未见异常，前列腺大小正常。近期睾丸、泌尿系彩超未见异常。尿液检查结果正常。既往史无特殊情况。诊断为郁证，肝胆郁滞、心阴不足证。治以疏肝利胆，养心安神。方药：柴胡20g，黄芩20g，甘草20g，百合60g，合欢皮15g，莲子30g，五味子30g，党参10g，法半夏20g，香附15g，熟地黄40g，茯神20g，干姜15g，白芍30g，枳壳30g，龙骨50g（先煎），牡蛎50g（先煎），远志20g，7剂，每日1剂。

二诊（2020年11月10日）：患者诸症好转，右下腹痛消失。舌红，苔薄白腻，脉弦。辨病证同前。守上方，加桂枝10g，14剂，每日1剂。

三诊（2020年12月8日）：患者诉服上药后效果佳，自抓7剂继服。现各症状明显缓解。舌脉同前。守上方，14剂，每日1剂。

四诊（2020年12月22日）：患者各症状消失。舌红，苔薄白。守上方，14剂，每日1剂。

电话随访（2021年1月19日）：患者诸症消失，已停药半月，无明显不适。

按语：初诊，患者有尿频、尿急、排尿不尽感，但泌尿系彩超、前列腺大小、尿常规均正常，排除尿路感染及泌尿系器质性疾病。患者自觉右下腹痛，但未触及包块，无压痛反跳痛，大便正常。患者自觉身体灼热，触之皮温正常。从患者诸多不适表现均未发现相关阳性体征，无影像学、血液学等支持。考虑郁证，肝胆郁滞、心阴不足证。邪郁少阳胆经，胆气不足以致担心害怕。肝气郁滞以致情志不畅。心阴不足以致神不守舍、睡眠欠佳。脾气不升以致思虑过度、妄想出很多不适。给予柴胡加龙骨牡蛎汤合百合地黄汤加减。患者"左边身重"，与柴胡加龙骨牡蛎汤所治"一身尽重，不可转侧"病机雷同，都属于气机不畅。加合欢皮、远志、茯神、熟地养心安神助眠。加白芍、枳壳，加强养肝疏肝。患者腹部不适，加香附加强理气。

医案二（不安腿综合征）

初诊（2020年4月6日）：患者蒋某，女，44岁。主诉：

"不安腿" 4 年余。现病史：患者 4 年来晨间有脚抽搐等"不安腿"症状，心理压力大，寐差，胸闷、心慌，胃脘痞闷，如有冰块压胸前，时有头晕，大便溏，矢气多，多思虑，曾于外院诊断为抑郁症，已服用"帕罗西汀 25mg，qd；艾地苯醌 1 片，tid" 3 月余。曾多方求医，无明显效果。既往史：月经规律，已生育 1 个孩子。否认肝炎、结核等传染病病史，否认高血压病、冠心病、糖尿病等慢性疾病病史，否认手术、外伤史，否认输血史，预防接种史不详。体格检查：体温 36.5℃，脉搏 70 次/分钟，呼吸 20 次/分钟，血压 90/70mmHg。意识清楚，言语清晰，心肺检查无明显异常。舌红苔薄白，脉弦。西医诊断：焦虑症；不安腿综合征。中医诊断：郁证，邪犯少阳，心肝失养证。治法：和解少阳，养肝疏肝，养心安神。处方：柴胡 20g，黄芩 15g，姜半夏 20g，甘草 15g，龙骨 50g，牡蛎 50g，百合 30g，莲子 30g，生地 30g，白芍 30g，桂枝 10g，香附 15g，五味子 30g，远志 20g，石菖蒲 15g，干姜 10g，茯神 15g，党参 15g，枳壳 30g，7 剂，每日 1 剂。针刺双侧内关穴、三阴交穴、四神聪穴；嘱使用睡眠霜（含五味子、夜交藤、薰衣草等）睡前涂揉双手神门、耳后睡眠穴、双足涌泉穴。

二诊（2020 年 4 月 13 日）：患者"不安腿"、寐差、痞满情况有所好转，无嗳气，大便每日多次，不溏。服中药后每日凌晨自觉喉中有痰，色白，无咳嗽，吐痰后胸闷好转，胸前冰凉感较前减轻。自诉多方求医以来，从未取得过如此明显的疗效。舌淡红，苔白，脉弦。上方去香附，柴胡减至15g，桂枝减至10g，加五味子至30g，加百合至40g，换枳壳为枳实，加桔梗20g，射干20g，竹茹15g，7剂；针灸治疗同上。

三诊（2020年4月20日）：患者诸症好转，夜间仍有少许吐痰。上方去厚朴、石菖蒲，改姜半夏至25g，茯神至25g，桔梗至30g，加陈皮15g，7剂，每日1剂。

电话随访（2020年4月27日）：患者诸症好转，无不适。

按语：患者不安腿综合征4年余，正虚邪恋，局部气血凝滞、肌肉筋脉失养。每于凌晨发病。凌晨乃少阳主时。患者抑郁症病史，心理压力大、自觉有冰块压于胸前等情况属邪犯少阳，阳气不足，肝失疏泄。胃纳方面不适表现，考虑肝气犯胃。胸闷、寐差等表现，考虑病久扰及心阳。给予柴胡加龙骨牡蛎汤合百合地黄汤加减和解少阳，疏肝健脾，养心安神。患者于夜晚静态发病，病位主要在下肢。夜晚、静止、下肢均属阴，乃阳虚阴盛象。方中桂枝温通血脉。桂枝甘草汤温阳化气，助少阳生发、心阳生长。小柴胡汤疏肝健脾，降逆止呕。龙骨、牡蛎镇心安神，平肝潜阳。诸药合用温阳祛寒、补血通脉，使营血充于肢体，阳气行于肢末，进而达到治疗不安腿综合征的目的。

医案三（焦虑症）

初诊（2019 年 5 月 20 日）：患者岑某，女，35 岁。主诉：左侧头痛 3 年余加重 2 个月。现病史：患者于 3 年前因工作压力过大出现左侧头部胀痛，不定时发作，具体部位不定，持续几秒或数分钟不等，可自行缓解，发作时伴有呕吐。晨起头昏沉感，时有黑矇。寐差，噩梦多，需服用 1/4 片安定助眠。胃脘胀满，二便正常，面色萎黄，双颊有色斑。月经量多，有血块，周期正常，行经将至。外院头部 MR：①枕大池蛛网膜囊肿；②右侧乳突炎；③颈、头部 MRA 无异常；④颈椎轻度反弓。既往史：轻度贫血史。甲亢史 10 年，已愈。否认肝炎、结核等传染病病史，否认冠心病、糖尿病等慢性疾病病史，否认手术、外伤史，否认输血史，预防接种史不详。体格检查：体温 36.7℃，脉搏 74 次/分钟，呼吸 20 次/分钟，血压 120/70mmHg。心肺检查无明显异常。舌淡红，苔少白，舌下静脉青紫。脉细弦。西医诊断：焦虑症；头痛。中医诊断：郁证，气滞血瘀证。治法：活血化瘀。处方：川芎 25g，生地黄 20g，桃仁 15g，赤芍 15g，红花 15g，枳壳 20g，柴胡 20g，丹参 15g，当归 15g，川牛膝 15g，五味子 20g，牡丹皮 20g，防风 15g，薄荷 15g，百合 30g，白蒺藜 20g，蔓荆子 15g，7 剂，每日 1 剂。

二诊（2019 年 5 月 27 日）：患者服药以来头痛未发作，

睡眠较前改善，时有心慌，未做噩梦，月经已干净，二便正常，舌红，苔少白，脉滑。处方：柴胡 20g，半夏 15g，黄芩 15g，香附 15g，桂枝 10g，生地黄 20g，百合 20g，龙骨 50g，牡蛎 50g，莲子 20g，郁金 15g，五味子 15g，合欢皮 15g，川芎 20g，当归 15g，白芍 15g，党参 10g，甘草 20g，枳壳 20g，干姜 10g，大枣 10g，4 剂，温分二服，每日 1 服。

三诊（2019 年 6 月 7 日）：患者已无心慌，头痛未发作。未服安定片。舌脉同前。处方：上方改川芎 25g，4 剂，温分二服，每日 1 服。予针刺：百会，上星，内关（双），三阴交（双），照海（双），手三里（双），列缺（双），一周 2 次。

四诊（2019 年 6 月 14 日）：患者头痛未作，睡眠安，已停服安定片半月余，胃纳尚可，一般情况尚可，舌红苔白，舌下静脉青紫情况较前减轻。上方继服，7 剂，温分二服，每日 1 服。

电话随访（2019 年 8 月 13 日）：患者已停服中药及安眠药一个月余，头痛未发作，睡眠安，无其他不适。

按语：患者头痛因工作压力大引起，继而不眠，情志焦虑，头部 MR 已排除器质性疾患。无外感表现，血压正常，无其他相关病史，考虑郁证。患者头痛性质为胀痛。胀痛提示气滞。病程已 3 年之久，成瘀入络，舌下可见青紫脉络。辨为气滞血瘀证。患者月经即将来潮，行经血块多。给予血府逐瘀汤加减行气活血为主。加丹参、牡丹皮加强活血化瘀，加百合组成百合地黄汤，养心阴安心神助眠，治疗焦虑；加五味子养阴助眠。头痛时发时止，考虑存在风邪作祟，加防风、薄荷、白蒺藜、蔓荆子祛风止痛。二诊患者症状缓解，月经已净，时有心慌，属于"胸满烦惊"。《伤寒论》记载："伤寒八九日，下之，胸满烦惊，小便不利，谵语，一身尽重，不可转侧者，柴胡加龙骨牡蛎汤主之。"头痛部位左侧边又属于少阳经。给予柴胡加龙骨牡蛎汤合百合地黄汤加减，和解少阳，行气活血，宁心安神。

医案四（焦虑症）

初诊（2020年2月28日）：患者李某，女，32岁。主诉：胸胁苦满6月余。现病史：患者6个月前因事不顺遂心情抑郁，胸胁苦满，胃脘胀满，按之不痛，嗳气，纳食不香，大便难，寐一般，月经正常。胃镜、肝胆胰脾超声、心电图检查未见明显异常。既往史：否认肝炎、结核等传染病病史，否认高血压、冠心病、糖尿病等慢性疾病史，否认手术、外伤史，否认输血史，预防接种史不详。体格检查：体温：36.6℃，脉搏：80次/分钟，呼吸：20次/分钟，血压：120/80mmHg。意识清楚，言语清晰，心肺检查无明显异常。舌质红，苔薄白，脉弦滑。西医诊断：焦虑症。中医诊断：郁证，邪犯少阳，肝脾不和证。治法：和解少阳，疏肝健脾。处方：柴胡20g，黄芩20g，半夏20g，厚朴20g，枳壳30g，黄连10g，甘草

10g，干姜 5g，党参 10g，槟榔 30g，香附 15g，合欢皮 15g，佛手 15g，7 剂，水煎服。

二诊（2020 年 3 月 6 日）：患者胁痛明显缓解，稍胀，胃脘胀满、嗳气稍缓解。上方改厚朴 30g，7 剂，每日 1 剂。

三诊（2020 年 3 月 13 日）：患者偶有胸胁、胃脘、乳房胀满感，已无嗳气，大便日行 1 次，偏干，行经将至。上去合欢皮、佛手，加川楝子 15g，延胡索 15g，当归 15g，大黄 8g（后下），7 剂，每日 1 剂。

四诊（2020 年 3 月 20 日）：患者胸胁、胃脘、乳房胀满明显缓解，背部稍有走窜痛，晨起胸口、腋下不适感。大便偏稀，月经量少，周期正常，偶有口干苦，夜寐梦多。舌红苔黄，脉弦细。上方去党参，改柴胡 15g，大黄 5g，7 剂，每日 1 剂。

五诊（2020 年 3 月 27 日）：患者大便成形，其余诸症基本同前。上方 7 剂，每日 1 剂。

六诊（2020 年 4 月 3 日）：患者诸症明显缓解，乳房时有胀痛，大便正常，夜寐仍差，舌红苔薄黄，脉弦。上方去干姜，加龙骨、牡蛎各 50g，7 剂，每日 1 剂。

七诊（2020 年 4 月 20 日）：患者诸症明显缓解，睡眠改善，舌脉同前。上方改香附 20g，7 剂，每日 1 剂。

八诊（2020 年 5 月 4 日）：患者天热小腿易胀，无其他明显不适，舌脉同前。上加桂枝 5g，7 剂，每日 1 剂。

九诊（2020年5月18日）：患者诸症缓解，无明显不适，舌质红，苔薄黄，脉弦。上方去槟榔，7剂，每日1剂。

按语：患者不适由事不顺心引起，各方面相关检查未见异常，考虑郁证。主症为"胸胁苦满"，乃小柴胡汤证。《伤寒论》第96条记载："伤寒五六日中风，往来寒热，胸胁苦满，嘿嘿不欲饮食，心烦喜呕，或胸中烦而不呕，或渴，或腹中痛，或胁下痞硬，或心下悸……小柴胡汤主之。"给予小柴胡汤加减。患者胃脘、胸胁诸多"满症"，气滞突出，加厚朴、枳壳、槟榔、香附、佛手加强行气；患者寐差，加黄连、合欢皮，养心清心。复诊随症加减，诸症逐渐改善。八诊患者小腿胀，加桂枝解肌通络。

医案五（焦虑症）

初诊（2020年7月28日）：患者杨某，女，48岁。心情焦虑两周。两周前因家庭、工作上的事心情焦虑，出现夜寐烦躁易醒、胸闷、口干苦、嗳气、纳差、耳鸣、口淡、大小便正常，月经周期紊乱。生命体征均正常。心电图未见明显异常。无心脏病、高血压及其他慢性病史。舌红，苔薄黄，脉弦。诊断郁证，邪犯少阳，胆胃不和证。方药：柴胡15g，黄芩20g，法半夏20g，百合30g，生地黄30g，莲子心30g，淡竹叶10g，续断20g，龙骨50g（先煎），牡蛎50g（先煎），太子参50g，甘草10g，香附15g，合欢皮15g，枳壳30g，茯神 20g，7 剂，每日 1 剂。

2020 年 8 月 4 日二诊：患者情志、睡眠改善，夜间烦躁、胸闷、口干等情况有所缓解，胃脘胀满，舌红，苔薄黄腻，脉弦。守上方，去龙骨、牡蛎，加苍术 15g，厚朴 20g，干姜 5g，7 剂，每日 1 剂。

2020 年 8 月 18 日三诊：患者心情好转，寐差、心烦、胸闷、耳鸣等情况继续改善，但仍纳差、口淡、大便不成形、嗳气，舌脉同前。辨病证同前。守上方，加鸡内金、山楂，改太子参为党参，7 剂，每日 1 剂。

按语：患者纳差、口淡、嗳气未见好转，考虑存在消食动力不足的情况，加鸡内金、山楂健脾消食。患者口干情况已缓解，遂改太子参为党参。

2020 年 8 月 25 日四诊：患者诸症均改善，舌红，苔薄白，脉微弦。辨病证同前。守上方，14 剂，每日 1 剂。

2020 年 9 月 15 日电话随访：患者已停药 1 周。睡眠安，无其他不适。

按语：患者心情焦虑、寐差等诸多不适由事不顺心引起，无其他相关疾病指征，考虑郁证。情志焦虑、胸闷、口干苦，考虑邪犯少阳；嗳气、纳差、口淡，考虑胆火犯胃；寐差、烦躁，考虑心阴不足、虚火上炎扰及心神。耳鸣，考虑同时存在一定程度肾阴不足。给予柴胡加龙骨牡蛎汤合百合地黄汤加减，和解少阳，和胃降逆，养心安神。患者口干、纳差，遂改党参为太子参，补气兼养阴；患者心火上炎，加莲子心、淡竹叶、合欢皮、茯神清心火养心阴安神；加香附、枳壳加强理气；加续断补肾。二诊患者焦虑情绪、睡眠改善，去重镇之品龙骨、牡蛎。胃脘胀满且苔黄腻，考虑存在脾胃湿热，加干姜，凑成半夏泻心汤。半夏泻心汤源自《伤寒论》，主治"痞满"。加苍术、厚朴加强燥湿、行气以化湿。后面复诊随症加减，症状逐步缓解。

医案六（抑郁症）

初诊（2019 年 11 月 20 日）：患者杨某，女，50 岁。主诉：心情抑郁、不寐 2 年余。现病史：患者 2 年前开始因工作压力过大，作息不规律心情压抑、紧张，寐差，胸满，咽喉异物感，干咳，潮热多汗，纳差，疲乏，大便溏稀，曾于外院进行过全身系统检查，未发现明显异常。既往史：否认肝炎、结核等传染病病史，否认冠心病、糖尿病等慢性疾病病史，否认手术、外伤史，否认输血史，预防接种史不详。体格检查：体温 36.6℃，脉搏 70 次/分钟，呼吸 20 次/分钟，血压 130/80mmHg。意识清楚，言语清晰，心肺检查无明显异常。舌淡红，苔黄腻，脉沉细滑。诊断：郁证，邪犯少阳，肝脾不和，心阴不足证。处方：柴胡 15g，黄芩 15g，姜半夏 20g，厚朴 20g，茯神 20g，桂枝 10g，龙骨 50g，牡蛎 50g，郁金 20g，苍术 15g，百合 30g，栀子 20g，射干 20g，莲子 30g，生地 30g，川续断 20g，菟丝子 20g，党参 15g，香附 15g，五味子 30g，柏子仁 15g，干姜 10g，5 剂，每日 1 剂。针刺双侧内关穴、三阴交穴、百会穴。嘱使用睡眠霜睡前涂揉双手神门、耳后睡眠穴、双足涌泉穴。

二诊（2019 年 11 月 27 日）：患者心情、睡眠、胃纳有所好转，仍偶有胸满，潮热汗多，喉中异物感，大便溏，舌淡红，苔白腻，脉沉细。上方加藿香 15g，干姜加至 12g，苍术加至 20g，去桂枝，7 剂，每日 1 剂；行针灸治疗同上。

三诊（2019 年 12 月 4 日）：患者心情、睡眠、胃纳进一步好转，喉中异物感减轻，仍潮热汗多，二便正常，舌淡红，苔白，脉沉细。上方加地骨皮 15g，7 剂，每日 1 剂。

四诊（2019 年 12 月 11 日）：患者胃纳已正常，干咳、咽喉部不适感消失，大便溏，睡眠偶尔欠佳，汗出减少，面色好转，舌淡红，苔白，脉沉细。上方去地骨皮、射干、藿香，加用夏枯草 15g，甘草 15g，干姜加至 15g，7 剂，每日 1 剂。

五诊（2019 年 12 月 18 日）：患者诸症明显缓解，仍有阵发性潮热、汗出，大便日 3 次，质稀溏，舌淡红，苔白，脉沉细。上方去栀子，加用巴戟天 15g，补骨脂 30g，黄芪 30g，诃子 15g，7 剂，每日 1 剂。

六诊（2019 年 12 月 25 日）：患者诸症好转，心情舒畅，无明显不适。上方继服，7 剂，每日 1 剂。

电话随访（2020 年 1 月 8 日）：患者诉，病好后，心情舒畅，工作动力、信心增强。已停药半月。无明显不适。

按语：患者因工作压力过大导致心情抑郁、紧张。全身系统性检查未发现明显问题，考虑郁证。患者情志抑郁，阳气不展，考虑邪犯少阳证。肝、胆往往同病。情志抑郁必然气机郁滞，肝气不舒。患者纳差、乏力、便溏，考虑肝气不舒日久伤及脾胃。咽喉异物感、干咳，考虑气机不利，痰气交阻。寐差考虑心阴不足，心神失养。潮热多汗，考虑阴虚蒸液外泄。给予柴胡加龙骨牡蛎汤合百合地黄汤加减和解少阳，疏肝健脾，养心安神。"心烦，默默不欲饮食，反复颠倒"乃"柴胡加龙骨牡蛎汤"方证表现，与患者表现贴切。加厚朴、郁金、香附、苍术行气疏肝健脾；加茯神、栀子、莲子、五味子、柏子仁清心养心安神；加川续断、菟丝子补肾，促进心肾相交入眠；加射干清利咽喉。复诊随症加减，患者诸症逐渐好转。患者发阵发性潮热、汗出，考虑阴虚火旺蒸液外泄，复诊加地骨皮以清虚火，加巴戟天、补骨脂补肾，同时加黄芪补气固表。

脾胃系统疾病

脾胃系统疾病主要包含痞满、胃脘痛、腹痛、呕吐、腹泻、便秘、呃逆等。这些病名同时也是脾胃系统疾病的主要表现。现代医学认为对于消化系统疾病一般可按此论治。其他系统疾病同时苦于以上表现者亦可按此论治，比如各部位肿瘤。脾主运化，胃主受纳。脾以升为健，胃以降为和。脾胃诸疾的直接病机都在于气机升降失常。所谓"清气在下则生飧泄，浊气在上则生䐜胀"。辨证论治主要采用仲景方和自创柴胡舒肝饮。关于自创柴胡舒肝饮，医论篇"胃脘痛辨治关键在于'通'"有详细论述。

医案一（直肠癌根治术后痞满）

患者李某，女，55 岁，芒种节气，直肠癌根治术后 11 天，诉胃部胀满，无疼痛，食入冷食后腹部肠鸣辘辘且腹痛，得温痛减，时有呕逆，口干不苦，造瘘袋中便稀，舌质淡红，苔黄黑，干燥。西医诊断：直肠癌；消化不良。中医诊断：痞满，脾虚胃热，上热下寒证。处方：姜半夏 10g，黄芩 10g，干姜 10g，党参 10g，黄连 5g，大枣 10g，甘草 10g，黄芪

20g，3 剂。傍晚 7 时、9 时各服 150mL，夜间胃胀消失，有饥饿感，更服 2 剂，诸症消。

　　按语：《伤寒论》第 157 条："伤寒五六日，呕而发热者，柴胡汤证具，而以他药下之，柴胡证仍在者，复与柴胡汤……但满而不痛者，此为痞，柴胡不中与也，宜半夏泻心汤。"此条论述半夏泻心汤证的成因和证治，认为少阳病误下，使得中焦脾胃受伤，运化不能，气机壅滞而成心下痞。临床上心下痞证并非均由误下而起，外邪内伤作用于中焦脾胃，影响其气机升降而发生痞满者均可从泻心汤论治。该患者自得知病情起，觉生病拖累子女，心情抑郁，此为内伤。适逢芒种节气，岭南高温，雨水多而潮热，外有湿热暑邪，内有空调或风扇又感风寒，加之手术后肠胃功能本就虚弱，又食入冷食，内外相加，导致其气机壅滞在中焦脾胃，胃气该降不降反升，见呕逆；脾虚运化失司，生痰湿，痰湿与外邪相互纠结阻遏脾气升清，该升不升，见肠鸣，造瘘口处便稀；脾胃枢纽不能转动，气机升降失序停滞，故见心下痞。在其刚刚出现痞证时，以半夏泻心汤辛开苦降，除寒热之气，复升降之序，一剂后有饥饿感，说明堵塞在中焦脾胃的气已经疏散了，胃口就开了，再巩固两剂消散残余壅滞邪气，所有不适也就消失了。

医案二（腹痛）

患者李某，男，63岁。2020年4月因"便后出血1月"住院，查痔黏膜充血明显，胃肠镜发现慢性胃炎、HP（－）、乙状结肠息肉。既往有胃溃疡病史。患者平素脐周阵发性痉挛疼痛，便后痛减，大便2~3次/日，不成形，畏寒，舌淡苔白厚，脉弱，行痔切除术后腹部症状未见改善，西医诊断：功能性肠病。中医诊断：腹痛，太阴脾虚，经脉壅滞证。给予桂枝加芍药汤加减：桂枝15g，白芍30g，甘草15g，大枣10g，干姜15g，党参20g。1剂后诉胃中温暖舒适。10剂腹痛消。

按语：《伤寒论》原文292条："本太阳病，医反下之，因而腹满时痛者，属太阴也，桂枝加芍药汤主之。"此条论述太阴脾本身的气血不和的证治。原文中讲此病源于太阳病表邪不解，医生误下，误下后邪气内陷于太阴，使得太阴经气血不和，气不和则腹胀，血不和则时有疼痛。临床中这种情况并不局限于"医反下之"，桂枝加芍药汤证的主要表现是"腹满时痛"，属于脾胃本身气血不和，只要出现这样的症状，就可以使用桂枝加芍药汤。本案患者平素以脐周阵发痉挛疼痛为主，有胃溃疡病史，胃肠镜检查又发现有息肉，本身气血不和，经气壅滞而腹满，血脉拘急而腹痛，桂枝汤调和气血，疏通经脉，加重芍药用量，养血活络，缓急止痛。患者服一剂而感胃中温暖舒适，也说明其在脾经气血不和的情况，因为病情迁延，出现了脾阳虚寒证，如大便不成形，次数稍多，舌质淡，怕冷等，干姜换生姜，直散脾寒。

医案三（子宫悬吊术后便秘）

2020 年 11 月 9 日，患者黄某，女，61 岁，因"子宫悬吊术后出现排便困难 6 月"来就诊，患者诉手术后开始出现肛门有便意，但排出困难，每次均需要外力辅助，方能解出少许颗粒状粪块，伴有腹部胀满，无疼痛，小便频，双耳听力下降。因排便困难而烦躁、哭泣，精神接近崩溃，舌红胖苔薄黄，脉弦。检查肛门及阴道后壁，发现肛门较正常缩窄，顺应性差。腹部平片可见较多结肠粪便影。予扩肛、灌肠及心理治疗 3 日，患者虽排出费力，仍干硬，但不需外力辅助，信心倍增。予麻仁丸加减：大黄 8g（后下），枳实 30g，白芍 20g，火麻仁 20g，白术 20g，党参 20g，黄芪 50g，黄连 20g，桑叶 15g，莱菔子 20g，连续内服 10 剂配合上述治疗后，患者可自然解出成条软质大便，心情愉悦，再服 7 剂巩固，后患者未再来诊。

按语：《伤寒论》原文第 247 条："趺阳脉浮而涩，浮则小便数，浮涩相搏，大便则硬，其脾为约，麻子仁丸主之。"此条论述脾约证治，脾约病机是胃强脾弱，脾胃阴阳失衡，脾弱不能为胃行津液，津液不布肠道见大便硬，津液偏渗膀胱而小便多。临证多见大便干结，有时可呈羊屎状，数日方解一次，腹部可有胀满不适，多无明显疼痛。患者排便困难发生于"子宫悬吊术"后，因与直肠临近，同属盆底构造，手术后改变了肠道顺应性，使原本可以"如期"排出的大便潴留在直肠末端，粪便在肠道内停留时间延长，水分被重吸收进入体液循环，因而大便干结成块，小便频。符合脾约特点，联合现代医学治疗手段，使用麻仁丸润下通便方证对应，也能起到良好的效果。

医案四（痔疮合并腹泻）

2020 年 6 月，患者江某，男，49 岁，警察，因"便后不尽感伴肛门间歇性便血 1 月"来诊，腹痛、腹泻，大便烂不成形，黏厕，便次增多，7~8 次/日，每次量不多，便后不尽感明显，有肛门出血，色鲜红，量一般，口渴不明显，眠差，舌质淡苔薄白。查见内痔黏膜充血隆起明显，局部呈紫红色。肠镜未见异常。诊断泄泻，太阴脾阳虚寒证，予理中汤：干姜 15g，甘草 10g，白术 15g，茯神 20g，红参 10g，黄连 10g，葛根 15g，地榆炭 15g，白茅根 15g。因煎煮不便，均为配方颗粒，3 剂后随访，大便次数较前减少，粪质烂，便血较前减少。守前方 5 剂随访，大便 2 次/日，便后不尽感减轻，粪质时烂时成形，便血已止，无腹痛腹胀，予方：干姜 20g，甘草 10g，白术 15g，茯神 20g，红参 10g，黄连 10g，葛根 10g，共

7剂。随访诉大便成形，便后不尽感消失。后因工作、家务忙碌，停药后症状反复。

按语：《伤寒论》原文第290条："自利不渴者，属太阴，以其脏有寒故也，当温之，宜服四逆辈。"此条论述太阴脾阳虚寒下利的证治。原文中讲太阴脾脏有寒湿，越下利脾气越虚，腹胀越明显，但因中焦有湿，虽然下利但津液尚无明显耗损，故而不渴，遇到阳虚寒又有湿，宜用温法，如理中汤、四逆汤之类的药物。临床上遇到脏寒下利的患者，有轻有重，太阴下利日久，损伤肾阳，容易从中焦下利演变为下焦下利，治疗原则一样，要用"四逆辈"，根据病情轻重选择药物配伍。该患者初次来诊时腹痛腹泻口不渴，下利多而伤脾阳，脾阳升举无力，见便后不尽感，因便次增多损伤痔黏膜而出血，中焦下利症状典型，予理中汤温中散寒，补气健脾，葛根、黄连有升阳止泻作用，加用止血药物进行对症处理，前后15剂方见大便成形，便后不尽感消失。虽然从症状及用药反应来看，治疗效果尚可，但疾病转归也受到多方面因素影响，如工作劳累、带孩子辛苦等，药物治疗也只能起到纠偏作用，故而容易反反复复。

医案五（不完全性肠梗阻）

初诊（2018年1月19日）：桂某，男，68岁。主诉：腹胀、腹痛39年，加重一周。现病史：患者于39年前发肠梗阻，手术治疗后出现小腹胀满痛，大便不通畅。一周来症情加重，无明显口干舌燥。既往史：肠梗阻手术治疗后 39 年，高血压病 5 年。体格检查：血压 130/90mmHg，心率 72 次/分钟，心肺无特殊，右腹胀，右下腹硬，压痛，无反跳痛。腹水征（-），肝脾（-）。舌质红，苔黄，左脉滑大右脉沉细。辅助检查：2016 年 7 月 29 日肠镜：大肠未见明显异常。西医诊断：不完全性肠梗阻。中医诊断：腹痛，阳明腑实证。治法：轻下热结，行气止痛。处方：大黄 10g，枳实 20g，厚朴 15g，柴胡 20g，白芍 30g，甘草 20g，三棱 15g，槟榔 30g，莪术 20g，陈皮 20g，黄连 20g，3 剂，每日 1 剂。

二诊（2018 年 1 月 22 日）：服上药后解大便，一日三次，腹痛缓解，舌红，苔薄黄。上方加延胡索 30g，莱菔子 20g，陈皮 15g，6 剂，每日 1 剂。

三诊（2018 年 1 月 29 日）：患者诸症好转。前日饮食不慎后出现腹泻、便秘交替，右下腹有一包块如鸡蛋大小，硬节，无压痛无反跳痛。舌质红苔黄，脉滑。治疗：原方改大黄 15g，加木香 20g，7 剂，每日 1 剂。

四诊（2018 年 2 月 7 日）：药后诸症消失，大便正常，一日 2 次，质地成形，纳可眠少，舌红，苔黄腻，脉滑。上方继续，7 剂，每日 1 剂。

按语：患者腹胀、腹痛，触之腹硬，说明痞、满、实已成。患者无明显口干口燥，舌苔不干，燥象不明显，且患者年迈久病体弱，大承气汤证不支持。给予小承气汤加味。《伤寒论》记载："若腹大满不通者，可与小承气汤，微和胃气，勿令至大泄下。"大承气汤峻下伤正。若非"痞、满、实、燥"兼具，急需立即通腑，不宜轻投大承气汤。大多数情况，没有发展到大承气汤证就已经开始治疗，所以临床大承气汤应用较少。而小承气汤应用更广。加柴胡、白芍疏肝养肝，所谓"知肝传脾，当先实脾"，同时白芍柔痉缓急止痛。凡是痉挛性的疼痛，加白芍常获奇效。加三棱、槟榔、莪术加强行气破气消积，加陈皮健脾扶正。复诊随症加减，诸症逐渐缓解。

医案六（慢性结肠炎）

初诊（2020 年 5 月 22 日）：患者刘某，男，60 岁。主诉：腹痛 2 年余。现病史：患者 2 年来时觉腹部胀满痛，脐周痛连及左少腹，大便日行 2~3 次，不成形，不爽气，口稍干苦。肠镜检查示：慢性结肠炎。既往史：否认肝炎、结核等传染病病史，否认高血压病、冠心病、糖尿病等慢性疾病病史，否认手术、外伤史，否认输血史，预防接种史不详。体格检查：体温：36.6℃，脉搏：72 次/分钟，呼吸：20 次/分钟，血压：134/78mmHg。意识清楚，言语清晰，心肺检查无明显异常。腹软，脐周轻压痛，未及包块。舌质红，苔薄，脉弦细。西医诊断：慢性结肠炎。中医诊断：腹痛，脾胃虚寒证。

治法：理气和中，缓急止痛。处方：桂枝加芍药汤加减：桂枝 15g，白芍 30g，甘草 20g，干姜 15g，党参 15g，小茴香 15g，大枣 15g，陈皮 15g，白术 15g，槟榔 30g，7 剂，每日 1 剂，水煎服。

二诊（2020 年 6 月 1 日）：患者少腹痛减轻，大便日行 1~2 次，仍偏稀。舌脉同前。上方加海螵蛸 30g，莲子 20g，茯苓 20g，黄芩 15g，7 剂，每日 1 剂。

三诊（2020 年 6 月 8 日）：患者腹痛已缓解，大便日行 1 次，咽干咽痛。舌红苔薄，脉细弦。上方改干姜 5g，去白术、陈皮，加桔梗 20g，7 剂，每日 1 剂。

四诊（2020 年 6 月 15 日）：患者已无腹痛，大便日行 1 次，成形，咽干燥感。舌脉同前。上方去小茴香、茯苓、莲子，改桔梗 30g，加射干 20g，葛根 20g，7 剂，每日 1 剂。

电话随访（2020 年 7 月 20 日）：患者已停药近 1 个月，腹痛未作。

按语：患者腹痛 2 年有余，以腹部胀满脐周痛，少腹痛为主，按六经辨证，属于少阴病。《伤寒论·辨太阴病脉证并治》记载："太阴之为病，腹满而吐，食不下，自利益甚，时腹自痛。"太阴病的治法，仲景明确指出"当温之"。患者主要表现为脾胃虚寒，需温脾健胃散寒。给予桂枝加芍药汤合四君子加减。桂枝加芍药汤温中缓急止痛，四君子健脾。加小茴香加强温少腹。二诊考虑存在病久气滞郁而化热，加黄芩。加海螵蛸，莲子收涩，促进修复肠道黏膜。

医案七（溃疡性结肠炎）

初诊（2020 年 7 月 24 日）：患者曾某，女，53 岁。主诉：黏液脓血便 1 年余。现病史：患者 1 年来大便有黏液脓血，无明显腹痛，日行 1~2 次，纳可，寐差。2019 年 2 月 26 日肠镜：溃疡性结肠炎（直肠型）。既往史：否认肝炎、结核等传染病病史，否认高血压病、冠心病、糖尿病等慢性疾病病史，否认手术、外伤史，否认输血史，预防接种史不详。体格检查：体温：36.6℃，脉搏：78 次/分钟，呼吸：20 次/分钟，血压：120/70mmHg。患者意识清楚，言语清晰，心肺检查无明显异常。舌质红，苔薄黄，脉弦滑。西医诊断：溃疡性结肠炎（直肠型）。中医诊断：便血，湿热证。治法：清热利湿。处方：①白头翁 15g，黄柏 15g，黄连 15g，秦皮 15g，葛根 20g，白及 20g，补骨脂 30g，海螵蛸 20g，莲子 30g，百合 30g，熟地黄 30g，6 剂，水煎服，每日 1 剂。②黄连 30g，海螵蛸 30g，牡蛎 50g，仙鹤草 30g，地榆炭 30g，甘草 20g，三七 50g，大黄粉 30g，白及 30g，4 剂，水煎灌肠，每日 1 剂。

二诊（2020 年 8 月 3 日）：患者诸症好转，脓血便消失，但出现痔疮出血，肛周疼痛，色鲜红，舌脉同前。内服药改黄连 20g，加仙鹤草 30g，皂角刺 20g，6 剂，每日 1 剂。外用马应龙膏、太宁栓。

三诊（2020年8月10日）：患者诸症好转，大便已无脓血，日1次，成形，腹不痛，夜寐转安。上方继服，7剂，每日1剂。

四诊（2020年8月17日）：患者病情没有出现反复，精神好，纳寐佳。上方去白及（经济原因），改海螵蛸30g，7剂，每日1剂。

三个月后电话随访：患者已停药近三个月，未见脓血便，一般情况尚可。

按语：溃疡性结肠炎一般病程漫长，反复发作。西医多用皮质类固醇和免疫抑制剂，效果不甚满意。中医治疗可内服外治并用。本案患者内服清热燥湿为主，给予白头翁汤加减，加海螵蛸、莲子收敛涩肠修复肠道黏膜，加百合地黄汤养心抗抑郁；外用方活血、凉血止血为主，加白及收敛涩肠，促进肠黏膜修复。

医案八（顽固性呃逆）

初诊（2019年5月24日）：患者朱某，男，61岁。主诉：呃逆频作2周。现病史：患者两周前饮一杯浓绿茶后出现打嗝，嗝声轻浅频发，坐电动按摩椅可暂时缓解，多处求诊治疗无效。现打嗝频作，嗝声轻浅，大便5日未行，胃脘部稍有胀满感。心情烦躁，夜寐欠宁。既往史：否认肝炎、结核等传染病病史，否认冠心病、糖尿病等慢性疾病病史，否认手术、外伤史，否认输血史，预防接种史不详。体格检查：体温：36.7℃，脉搏：72 次/分钟，呼吸：20 次/分钟，血压：130/70mmHg。意识清楚，言语清晰，心肺检查无明显异常。舌红苔薄黄腻，脉弦。西医诊断：膈肌痉挛。中医诊断：呃逆，湿热蕴结、胃气上逆证。治法：泄热通腑，降气止呃。处方：大柴胡汤加减。处方：柴胡 30g，姜半夏 20g，黄芩 20g，枳实 30g，厚朴 20g，大黄 10g，甘草 20g，代赭石 30g，干姜 15g，大枣 15g，白芍 30g，3 剂。针灸：膻中，百会，阳陵泉（双），合谷（双），留针 30 分钟。

复诊（2019 年 5 月 27 日）：患者诉上次针灸完出诊室时便觉打嗝频次减少，服药 1 剂后大便通，打嗝已除，但肚脐下自觉有气上冲至咽喉，夜不能寐。处方：桂枝 20g，白术 20g，甘草 20g，茯苓 20g，白芍 30g，大枣 10g，干姜 15g，2 剂。

电话随访（2019 年 5 月 30 日）：患者已不打嗝，气逆上冲感已无。

按语：呃逆为膈肌痉挛引起的收缩运动，吸气时声门突然关闭发出一种短促的声音。可发于单侧或双侧的膈肌。正常健康者可因吞咽过快、突然吞气或腹内压骤然增高而引起呃逆，多可自行消退，有的持续较长时间而成为顽固性呃逆。患者多处求医，多予"旋覆代赭汤"，疗效不佳。患者除了呃逆持续时间长，还有"大便几日未解"，结合舌脉，考虑内实热已成，"腑以通为用"，肠腑通胃气才可降。《伤寒论》第165条："伤寒，发热，汗出不解，心中痞硬，呕吐而下利者，大柴胡汤主之。"给予大柴胡汤加减泻热结兼降逆止呕。药后症情明显缓解，出现了"心下逆满，气上冲胸"的欲发奔豚症状。《伤寒论》第65条："发汗后，其人脐下悸者，欲作奔脉，茯苓桂枝甘草大枣汤主之。"予苓桂枣甘汤加味，效如桴鼓。

医案九（小儿厌食）

初诊（2020年12月14日）：郭某，男，6岁。主诉：纳差6月余。现病史：患儿6个月来胃纳差，大便干结，羊屎状，口气，早晨、傍晚饭后嗳气，面色萎黄。夜寐尚可。既往史：否认肝炎、结核等传染病病史，否认高血压病、冠心病、糖尿病等慢性疾病病史，否认手术、外伤史，否认输血史，预防接种史不详。体格检查：体温：36.6℃，脉搏：72次/分钟，呼吸：20次/分钟，血压：100/70mmHg。意识清楚，言语清晰，心肺检查无明显异常。面色萎黄。舌质淡红，苔薄黄，脉滑。诊断：厌食，饮食积滞、脾胃失调证。治法：消食化滞，健运脾胃。处方：太子参10g，神曲10g，枳壳10g，连翘5g，甘草10g，大枣5g，山楂6g，黄连6g，砂仁6g，扁豆6g，莱菔子10g，7剂，水煎服，每日1剂。

二诊（2020年12月21日）：患者胃纳好转，大便通畅，口气减轻，嗳气已除。舌淡红苔薄，脉滑。守方改太子参12g，枳壳12g，去扁豆，7剂，每日1剂。

三诊（2020年12月28日）：胃纳香，诸症均大减。舌脉同前。上方继服，7剂，每日1剂。

按语：厌食是指小儿较长时期见食不贪，食欲不振，甚则拒食的一种常见的病证。在胃者，以胃阴不足为主，症见厌食而口干多饮，大便干结；在脾者，以脾运失健为主，症见厌食，面色少华，腹胀便溏。临床上常兼而有之，根据实际侧重点治疗。本案患者二证兼有。给予保和丸加减，行气消积，健脾和胃。患者大便干日久郁而化热，加黄连清郁火。六腑以通为用。肠腑通，胃气才可降。加太子参升脾气，脾升胃降，则运化水谷胃口开。加砂仁、扁豆化湿健脾。

肺系疾病

经多年临床实践，对喉源性咳嗽的诊治颇有感悟。喉源性咳嗽病变部位在喉咙口以上，以咽干、咽痒而咳，呛咳、顿咳持续不断为特点，全身症状不明显，这是病位在肺或其他脏腑的咳嗽所不具备的特征性症状，迁延难愈，病程较久。喉属足少阴肾经循行部位。喉络失濡养，液不养咽，濡不润喉，出现咽喉干痒、干咳无痰、呛咳、顿咳等症状。属于肺燥证。治疗主要采用自创"郝氏喉咳汤"加减利咽止咳，缓解喉痉。该方由射干、白前、前胡、桔梗、僵蚕、生甘草组成。其中，射干、白前、前胡、桔梗化痰利咽降气止咳，同时桔梗载药上行，僵蚕息风止痉，缓解喉肌痉挛，甘草调和诸药及汤剂口感。应用重点在于射干、白前、前胡用量要大，一般均要 20g，老人、孕妇、儿童等酌情减量。

另有两则鼻炎和支气管扩张的医案，疗效甚佳，亦列于此章。

医案一（喉源性咳嗽）

初诊（2018 年 6 月 15 日）：曹某，女，53 岁。主诉：咳嗽3个月。现病史：患者3月前出现咳嗽、咽痒、痰少，舌边溃疡，纳可，二便正常。既往史：慢性咽炎史多年。体格检查：血压：116/74mmHg，心率78次/分，双肺呼吸音清。舌质红，苔黄，左舌边溃疡，脉沉弦。咽部充血。诊断：咳嗽，肺燥热证。治法：润肺止咳，清肺利咽。处方：桑叶15g，杏仁15g，黄芩20g，射干20g，白前20g，前胡20g，桔梗20g，僵蚕15g，半夏20g，陈皮15g，苏子20g，连翘15g，生地20g，蝉蜕10g，石膏40g，川牛膝10g，紫菀15g，6剂，每日1剂。

复诊（2018年6月22日）：患者诉药后咳止，溃疡已愈。无其他不适，舌红，苔薄白。嘱无须继续服药，不适随诊。

按语：本案患者咳嗽，无恶寒、发热等外感表证。咽痒明显，考虑喉源性咳嗽。给予郝氏喉咳汤加味。加桑叶、杏仁、苏子、陈皮、紫菀加强降气化痰；患者舌红苔黄，有溃疡，考虑存在肺热，加石膏、蝉蜕、连翘等清热。舌生溃疡，考虑邪热已入血分，加川牛膝引热下行。

医案二（喉源性咳嗽）

初诊（2019年2月11日）：陈某，女，53岁。主诉：咳嗽2个月。现病史：患者2月前无明显诱因出现阵发性咳嗽，遇刺激性气味易诱发，咽痒，痰少色白稍黏，入睡后有时会咳醒，影响睡眠，口干，不苦，纳可，二便正常。既往史：

否认肝炎、结核等传染病病史，否认冠心病、糖尿病等慢性疾病病史，否认手术、外伤史，否认输血史，预防接种史不详。体格检查：血压：126/72mmHg，心率76次/分钟，双肺呼吸音清。舌质红，苔薄，脉细。咽部无明显充血。诊断：咳嗽，肺燥证。治法：润肺止咳利咽。处方：桑叶15g，杏仁15g，荆芥15g，甘草20g，白前20g，前胡20g，射干20g，陈皮15g，苏子20g，白芍20g，僵蚕15g，桔梗20g，紫菀15g，6剂，每日1剂。

复诊：患者一周后来电致谢，诉药后咳止。

按语：患者咳嗽，无恶寒、发热等外感表证，咽痒明显，咳嗽呈阵发性，考虑喉源性咳嗽。患者干咳、痰少、口干，考虑肺燥证。治宜润肺止咳，解痉利咽。给予郝氏喉咳汤加味。加桑叶、杏仁、陈皮、苏子、紫菀加强宣肺化痰，加荆芥解表止痒，加白芍缓急解痉。诸药均为常用药。效如桴鼓，贵在联合。

医案三（鼻炎嗅觉减退）

初诊（2019年1月14日）：患者田某，女，51岁。主诉：嗅觉减退半年。现病史：患者半年前开始嗅觉减退，五官科检查无明显异常。晨起、遇寒会出现鼻塞，纳寐可，大便干结，数日一行。既往史：否认肝炎、结核等传染病病史，否认冠心病、糖尿病等慢性疾病病史，否认手术、外伤史，否认输血史，预防接种史不详。体格检查：体温：36.7℃，脉搏：72 次/分钟，呼吸：20 次/分钟，血压：120/70mmHg。意识清楚，言语清晰，心肺检查无明显异常。舌红苔薄，脉细。西医诊断：鼻炎。中医诊断：鼻窒，营卫不和证。治法：宣肺解表，补气固表。处方：桂枝 10g，白芍 15g，甘草 10g，大枣 10g，干姜 10g，黄芪 10g，党参 15g，防风 15g，辛夷 15g，五味子 15g，川芎 15g，火麻仁 20g，大黄 5g。6 剂，水煎服，每日 1 剂。

随访：3 个月后遇见患者。患者诉，服上药后嗅觉恢复，无反复。

按语：患者主要不适是嗅觉减退。嗅觉肺所主。晨起、遇寒诱发鼻塞。考虑营卫不和证，治宜调和营卫，祛风固表，给予桂枝汤加味。治鼻炎，温补卫阳之气很重要。桂枝汤宣肺解表的同时，桂枝、甘草辛甘化阳，温补阳气。桂枝汤又名阳旦汤。旦者，天亮、早晨。顾名思义，此方善补清晨之阳气。加黄芪、党参加强补气固表，使邪去而不伤正。加辛夷花宣通鼻窍，加川芎活血行气通窍。肺与大肠相表里。腑气不通，肺气难宣，加麻仁、大黄通便。肺肾同源，加五味子补肾纳气，使肺有所宣。

医案四（支气管扩张）

初诊（2019 年 6 月 17 日）：曾某，女，51 岁。主诉：咳嗽，痰中带血 1 年余，加重 1 周。现病史：患者 1 年来反复咳嗽，痰中带血，1 周前开始症情加重，无发热，无明显胸痛，稍气促，口稍干，不苦，纳可，大便日行 1~2 次，不成形。神疲乏力，面色无华。既往史：否认肝炎、结核等传染病病史，否认冠心病、糖尿病等慢性疾病病史，否认手术、外伤史，否认输血史，预防接种史不详。体格检查：血压：100/70mmHg，心率 78 次/分钟，双肺呼吸音粗。舌质红，苔薄白，脉滑数。辅助检查：胸部 DR 示：支气管扩张。西医诊断：支气管扩张。中医诊断：咳嗽，痰热郁肺、灼伤肺络证。治法：清热凉血，化痰止咳。处方：射干 20g，白前 20g，桔梗 20g，甘草 20g，紫菀 20g，百部 20g，桑叶 15g，杏仁 15g，桑白皮 20g，仙鹤草 30g，白茅根 20g，党参 15g，黄芪 30g，藕节炭 15g，冬瓜子 15g，苇根 15g，莲子 30g，14 剂，每日 1 剂。

二诊（2019 年 7 月 22 日）：患者咳嗽稍减，痰中带血，大便不成形。舌脉同前。上方加半夏 20g，白芍 20g，黄芩 15g，15 剂，每日 1 剂。

三诊（2019 年 8 月 23 日）：患者咳嗽明显缓解，痰量减少，仍有少量血，大便日 1 次，饮食不慎会出现大便行 2~3 次，不成形。舌红，苔薄白，脉细数。上方去桑叶，加补骨脂 20g，石榴皮 20g，芡实 20g，侧柏叶炭 15g，赤石脂 30g，15 剂，每日 1 剂。嘱清淡饮食，忌生冷辛辣刺激发物。

四诊（2019 年 9 月 6 日）：偶有咳嗽，咳痰少色黄，痰中未见血。大便日行 1 次，成形。舌脉同前。上方去石榴皮，改黄芩 20g，15 剂，每日 1 剂。

五诊（2019 年 9 月 20 日）：患者咳嗽明显缓解，仍有少量痰，色黄。面色转华，肤色红润。大便成形，日行一次。昨夜吹空调过久，今觉咽干不适，声音沙哑，痰色深。舌红，苔薄黄，脉浮滑。上方去侧柏叶、芡实、赤石脂，加桑叶 15g，连翘 15g，10 剂，每日 1 剂。

六诊（2019 年 10 月 25 日）：患者已无明显咳嗽、咳痰，咽不痛，大便日行一次，成形。舌红，苔薄白，脉滑。处方：上方去连翘，冬瓜子，15 剂，每日 1 剂。

按语：支气管扩张病程久，迁延难愈。治疗以"急则治其标，缓则治其本"为原则。发作期治标为主，缓解期治本为主。发作期基本病机为痰热郁肺，灼伤肺络。治疗以清热化痰止咳、凉血止血为主。缓解期益气健脾补肺治其本。本案患者初诊处于发作期，给予止嗽散合郝氏喉咳汤加减。加冬瓜子、苇根排痰血，加仙鹤草、白茅根、藕节炭凉血止血。加黄芪、党参兼补气扶正治本。复诊患者痰量、出血逐渐减少，逐步减少化痰、凉血止血药。五诊起，病情已得到控制。

心系疾病

心系疾病主要包含心悸、胸痹。部分不寐、水肿病位在心，亦属此范畴。现代医学的循环系统疾病一般按此论治。病位在心的病证分虚、实两类。治疗一般采用《伤寒杂病论》方剂。虚者又分心阴不足与心阳不足，或二者兼有。心阴不足者，一般给予炙甘草汤加减。心阳不足者，一般给予桂枝甘草汤、附子汤加减。二者兼有者，合方加减治之。实者，初期多为痰证。痰凝痹阻心脉，产生胸闷等诸多不适，一般给予瓜蒌薤白半夏汤、瓜蒌薤白白酒汤、枳实薤白半夏汤。疾病日久生瘀，后期痰瘀互结，化痰的同时还需活血化瘀，一般给予桃红四物汤。心的问题引起不寐，需结合实际给予养心、重镇安神。养心安神常用酸枣仁、合欢皮、百合、地黄等；重镇安神常用龙骨、牡蛎、磁石等。心的问题引起的水肿多为心阳不足，推动无力，给予五苓散、真武汤加减。

医案一（房颤）

初诊（2018年3月9日）：患者秦某，男，71岁。主诉：心慌、胸闷1年加重1周。现病史：患者一年来时有心慌、胸闷，多次心电图示阵发性房颤。刻下胸闷、心慌、乏力感，无胸痛及肩背放射感，纳寐尚可，二便调。既往史：高血压病史 10 年，服药控制情况尚可。体格检查：血压：126/78mmHg，心率 72 次/分钟，律不齐，双肺呼吸音清。舌淡红，苔薄少白，脉结代。辅助检查：心电图示：房颤，偶发室性早搏，T 波异常：Ⅱ、Ⅲ、aVF、V_5、V_6 低平。西医诊断：阵发性房颤。中医诊断：心悸，心阴阳两虚证。处方：党参 20g，桂枝 20g，麦冬 15g，生地 20g，白芍 20g，甘草 30g，大枣 10g，丹参 20g，黄芪 30g，当归 15g，7 剂，每日 1 剂。

二诊（2018 年 3 月 12 日）：患者诸症好转，自觉心前区舒服，二便正常。舌脉同前。处方：原方改黄芪 60g，7 剂，每日 1 剂。

三诊（2018 年 3 月 19 日）：患者诉乏力感大减，胸闷、心慌未作，纳寐佳，二便正常。舌质红，苔薄，脉浮滑。处方：原方去党参，改红参 30g，7 剂，每日 1 剂。

四诊（2018 年 3 月 26 日）：患者诉已停药 1 个月，胸闷、心慌未作，无其他不适，舌脉同前。上方继服，14 剂，嘱仍需坚持治疗一段时间，改善体质，预防复发。

按语：患者胸闷、心悸、乏力，考虑心阳不振；脉结代提示存在心阴不足。辨证心阴阳两虚。治宜通阳复脉、滋阴养血。《伤寒论》记载："伤寒脉结代，心动悸，炙甘草汤主之。"给予炙甘草汤加减,阴阳双补。同时桂枝甘草汤辛甘化阳,温补心阳,使阳生阴长。《伤寒论》原文记载:"发汗过多,其人叉手自冒心,心下悸,欲得按者,桂枝甘草汤主之。"桂枝甘草汤使用重点,第一桂枝量大,临床应用温心阳一般至少20g;第二要顿服。患者大便正常,去麻仁;身体尚虚,不宜滋腻太过,去阿胶;加黄芪大补元气,加丹参、当归活血养血通脉。二诊黄芪加量后,效果更佳,说明了补气扶正的重要性。三诊改党参为红参,补气效果更佳。心悸患者病情日积月累,症状消失并不等于完全痊愈。血脉瘀阻非几日可以通畅。还需要注意继续服药,改善体质,预防复发。

医案二（植入支架后仍胸痛）

初诊（2018 年 5 月 28 日）:患者金某,男,57 岁。主诉:胸闷、心慌 1 月。现病史:患者今年 4 月 25 日出现前间壁心肌梗死,在当地医院行手术植入支架治疗（左前降支）。患者目前仍觉胸闷、心慌,左肩胛骨后痛,纳可,二便正常,睡眠正常。既往史:高血压病 2 年,高脂血症史 3 年。口服阿司匹林,单硝酸异山梨酯,兰索拉唑,倍他乐克,替米沙坦,立普妥等药。体格检查:血压 90/78mmHg,心率 70 次/分钟,心肺听诊无特殊。舌质紫暗,苔黄,脉沉细。辅助检查:2018 年 5 月 13 日心脏 B 超:阳性所见符合左壁心机梗死,左室收缩功能减低,节段性室壁运动减低,二尖瓣轻度反流。

2018 年 5 月 28 日心脏 B 超：局限性室壁运动异常，考虑冠心病心梗后超声改变伴室壁瘤形成，主动脉增宽，左室收缩功能正常，左室舒张功能轻度减低。2018 年 5 月 28 日心电图：前壁异常 Q 波（$V_1 \sim V_4$），伴 $V_1 \sim V_4$ 导联 ST 段上抬，电轴左偏，T 波异常：Ⅰ低平，aVL 倒置。西医诊断：冠状动脉粥样硬化性心脏病（支架植入术后）。中医诊断：胸痹，痰瘀互结证。治法：活血化瘀，化痰散结。处方：黄芪 30g，当归 20g，川芎 15g，丹参 20g，赤芍 15g，西洋参 20g，香附 15g，薤白 15g，瓜蒌仁 15g，三七 20g，黄芩 20g，桃仁 15g，陈皮 20g，炙甘草 20g，生地 20g，白酒 5mL，7 剂，每日 1 剂。

二诊（2018 年 6 月 5 日）：患者胸闷、心慌、胸痛有所好转，纳可，排气多，舌质紫暗苔白，脉沉细滑。上方去西洋参，加党参 20g，太子参 15g，4 剂，每日 1 剂。

三诊（2018 年 6 月 11 日）：患者诸症较前明显好转，舌脉同前。上方加柴胡 15g，香附 15g，4 剂，每日 1 剂。

四诊（2018 年 6 月 15 日）：患者诸症继续好转，大便正常，睡眠正常，舌质暗红，苔白，脉沉滑。上方加枳壳 30g，4 剂，每日 1 剂。

五诊（2018 年 6 月 22 日）：患者诸症明显好转，舌脉同前。上方去香附，加龙骨 50g，牡蛎 50g，4 剂，每日 1 剂。

六诊（2018 年 6 月 25 日）：患者无不适，舌脉同前，7 剂，每日 1 剂。

按语：患者心梗病史，28号心电图提示陈旧性心梗。心梗发生的直接原因，是体内存在病理产物痰、瘀。舌质紫暗，支持血瘀证。胸痹患者初期一般痰证多见，气滞日久成瘀，后期往往痰瘀互结，予桃红四物汤和瓜蒌薤白白酒汤加减。桃红四物汤活血化瘀，瓜蒌薤白白酒汤宽胸理气，化痰散结。《金匮要略》记载："胸痹之病，喘息咳唾，胸背痛，短气，寸口脉沉而迟，关上小紧数，瓜蒌薤白白酒汤主之。"加黄芪大补元气；加香附、陈皮加强理气化痰；加丹参活血养血。丹参是心血管系统疾病佳药，性平和，用途广，效果好。这也是诸多丹参提取物制剂在临床广受欢迎的原因。患者服药后，病情得到较快好转。但是胸痹患者瘀、痰病理产物日积月累形成，非数日可以清除。症状缓解后，仍需坚持服药清理痰、瘀，改善体质，预防复发。

医案三（心源性水肿）

初诊（2020年09月16日）：患者蒋某，女，21岁，主诉：双下肢水肿、活动后气促9个月。现病史：患者于2020年1月起开始出现双下肢水肿，某三甲诊断为"心律失常性心肌病或扩张型心肌病"，并建议行心脏移植手术。现服用"呋塞米20mg，qd；螺内酯20mg，qd，辅酶Q10 10mg、tid，诺欣妥0.25片，qd，曲美他嗪20mg、tid，门冬氨酸钾镁1片，qd"。现双下肢水肿，动则气喘，形体肥胖，睡眠正常，纳可，口渴欲饮，饮不解渴，舌淡红，苔白，脉沉细弱，结代。既往史：无高血压病、高脂血症病史。过敏史：无。体格检查：体温：36.6℃，脉搏：64 次/分钟，呼吸：20 次/分钟，血压：110/70mmHg。意识清楚，言语清晰，肺部检查无明显异常。心律不齐，心率 68 次/分钟，各瓣膜区未闻及明显杂音。腹部检查未见明显异常。辅助检查：2020 年 7 月 15 日心脏彩超示符合心肌病改变（心律失常性心肌病或扩张型心肌病）；左右室收缩功能减退；重度三尖瓣反流，轻度二尖瓣反流。BNP：961.4pg/mL。西医诊断：扩张型心肌病。中医诊断：水肿，心阳不振、水湿内停证。治法：温阳化气，利水渗湿。处方：桂枝 15g，白术 20g，猪苓 20g，茯苓 20g，泽泻 15g，红参 30g，黄芪 60g，车前子 20g，葶苈子 15g，大枣 10g，炙甘草 30g，丹参 20g，浙贝母 20g，莪术 20g，生地 30g，7 剂，每日 1 剂。

二诊（2020 年 9 月 23 日）：患者水肿明显缓解，体重减轻 1kg，行走 1.5km 路无气喘，大便溏，日 3～4 次，纳差，睡眠佳，舌质淡红，苔薄黄，脉缓无力，代脉。上方去猪苓，浙贝母减至 15g，生地改熟地 30g，加附子 6g（先煎），干姜 15g，7 剂，每日 1 剂。

三诊（2020 年 9 月 30 日）：患者双下肢轻微浮肿，行走 10 分钟以上无气促，大便溏，日 2 次，睡眠正常，舌脉同前。上方附子加至 10g，茯苓加至 30g，7 剂，每日 1 剂。

按语：患者扩张型心肌病或心律失常性心肌病，彩超已提示其心脏结构明显变化，心脏收缩功能下降，三甲医院已建议行心脏移植手术。患者双下肢浮肿，有冠心病史，未发现肾源性及其他导致水肿的因素，考虑心源性，心阳不足，鼓动无力所致。治宜温阳化气行水，利水渗湿，给予五苓散加味。五苓散主治的蓄水证，本质上是由于阳气不能化气行水，与患者水肿病机相同。患者"口渴欲饮，饮不解渴"亦乃五苓散主症。《伤寒论》记载："若脉浮，小便不利，微热消渴者，五苓散主之。"方中桂枝温阳，配伍甘草辛甘化阳。白术健脾燥湿，茯苓、猪苓、泽泻利水渗湿，加红参、黄芪加强健脾补气，推动水液运行，加葶苈子、车前子加强利水。患者冠心病存在痰瘀病理基础，加浙贝母、丹参、莪术、生地化痰活血。复诊加附子、生姜，组成真武汤。真武汤主治少阴病阳虚水泛。原文记载："少阴病，二三日不已，至四五日，腹痛，小便不利，四肢沉重疼痛，自下利者，此为有水气。其人或咳，或小便利，或下利，或呕者，真武汤主之。"下肢水肿则四肢沉重。三诊患者症状明显缓解，肿消身轻，心情大好，已暂不用考虑心脏移植。

糖尿病

糖尿病患者以多饮、多食、多尿、体重下降（三多一少）为主要临床表现，也有症状不明显，但血糖高者。糖尿病属于中医"消渴"范畴。临床所见，早期湿热证为主，晚期阴虚内热证为主。早期湿热证患者治疗以清热燥湿为主，方药采用葛根芩连汤加减。葛根芩连汤由葛根、黄芩、黄连、甘草组成。黄芩、黄连清热燥湿，葛根清热生津，甘草性甘护胃，调和诸药。大量实验研究表明，葛根芩连汤具有降糖作用。应用葛根芩连汤治疗糖尿病，葛根、黄芩、黄连用量很关键，一般均需用到30g。黄芩、黄连量大苦寒重，需加干姜反佐，防止苦寒碍胃。晚期阴虚内热证，养阴清热治疗一般用六味地黄汤、增液汤等，加黄芪、西洋参补脾扶正，助阴液化生。津亏较重者，加生地、天花粉养阴生津。临床患者二证兼有者亦不少，需二法同用。

医案一（湿热证）

初诊（2018年6月6日）：陈某，男，49岁。主诉：发现血糖升高1年。现病史：患者1年前于外院多次检测血糖，结果高于正常范围，诊断为 2 型糖尿病，未服药治疗。现无明显口干、多饮、多尿，纳食一般，无饥饿感，1 月来时觉头晕乏力，双下肢无力感，二便正常。既往史：高尿酸血症多年。体格检查：血压 150/90mmHg，心率 76 次/分钟，双肺呼吸音清。舌质红，苔黄腻，脉滑。辅助检查：空腹血糖 8.03mmol/L，尿酸 572μmol/L，TSH：0.351mU/L。西医诊断：2 型糖尿病；高尿酸血症。中医诊断：消渴，湿热证。治法：清热燥湿。处方：葛根 20g，黄连 30g，黄芩 20g，干姜 10g，黄芪 30g，苍术 15g，土茯苓 20g，车前子 20g，生地 20g，玄参 20g，麦冬 20g，5 剂，每日 1 剂。

二诊（2018 年 6 月 11 日）：患者纳食好转，隔时较久后有明显饥饿感，已无头晕、乏力。舌质红，苔白腻，脉滑。空腹血糖 7.1mmol/L。治疗：原方加白术 20g，泽泻 20g，7 剂，每日 1 剂。

三诊（2018 年 6 月 18 日）：诸症好转，无明显不适，舌红苔白。空腹血糖 6.5mmol/L。上方继服，14 剂，每日 1 剂。

四诊（2018 年 7 月 2 日）：无明显不适，舌红苔白。空腹血糖 5.9mmol/L。上方继服，14 剂，每日 1 剂。嘱每日自行监测血糖。

五诊（2018 年 7 月 16 日）：每日自测血糖值在 6.1mmol/L以下。糖化血红蛋白 6%。无明显不适。上方继服，14 剂，温分二服，两日 1 服。

六诊（2018 年 7 月 30 日）：每日自测血糖值在 6.1mmol/L 以下。无明显不适。给予上方，3 剂。嘱停药观察。出现血糖情况不稳定，则继服上方。

按语：患者糖尿病史 1 年。未服药治疗，空腹血糖 8.0mmol/L。无明显三多一少症状，结合舌脉，考虑尚在早期，湿热证。治疗以清热燥湿为主，方药用葛根芩连汤加味。干姜反佐、开胃。加苍术、土茯苓、车前子加强祛湿。患者乏力明显，考虑气虚明显，加黄芪补气健脾。二诊白术加量，加泽泻，加强燥湿、利湿。患者病程已 1 年，结合辨病经验，加生地、玄参、麦冬、天花粉养阴。复诊随症加减，患者诸症好转，血糖控制稳定。

医案二（湿热兼阴虚证）

初诊（2020 年 6 月 2 日）：患者吴某，男，50 岁。主诉：进行性消瘦半年。患者于半年前开始无明显诱因出现体重进行性下降、多饮、多食、排尿次数增多。于其他医院就医多次查空腹血糖，结果明显高出正常范围，诊断糖尿病，予口服二甲双胍及注射胰岛素治疗。目前多饮、多食、多尿未见明显缓解，消瘦，无腹痛腹泻、尿痛等不适，舌红，苔薄黄腻，脉细弱。查肝胆胰脾、泌尿系彩超未见异常；查空腹血糖 7.8mmol/L，餐后血糖 7.9mmol/L，糖化血红蛋白 11.9%。西医诊断：糖尿病。中医诊断：消渴，脾胃湿热兼阴虚证。

方药：葛根 30g，黄连 25g，黄芩 25g，干姜 5g，太子参 20g，人参 20g，黄芪 60g，石膏 40g（先煎），知母 15g，生地 20g，天花粉 30g，玄参 20g，7 剂，每日 1 剂。

二诊（2020 年 7 月 7 日）：自服上药 20 余剂，目前"三多一少"症状有所缓解，舌脉同前。空腹血糖 5.7mmol/L，餐后血糖 6.9mmol/L。守上方，改太子参为西洋参，14 剂，每日 1 剂。

三诊（2020 年 7 月 21 日）：患者"三多一少"症状继续缓解，舌脉同前，空腹血糖 5.6mmol/L，餐后血糖 7.0mmol/L，糖化血红蛋白 6%。患者血糖控制尚可，嘱停用胰岛素，保留口服二甲双胍和中草药汤剂治疗，注意监测血糖。守上方，去石膏，14 剂，每日 1 剂。

四诊（2020 年 8 月 4 日）：患者已停用胰岛素半月。"三多一少"症状继续缓解，空腹血糖 5.7mmol/L，餐后血糖 7.2mmol/L，糖化血红蛋白 5.8%。给予上方，7 剂，每日 1 剂。

五诊（2020 年 11 月 24 日）：患者坚持每日服用二甲双胍和上方中草药 3 月余，血糖控制良好。嘱二甲双胍改每次 0.25g，每日 3 次，中草药上方继服 1 月。

六诊（2020 年 12 月 22 日）：患者二甲双胍减量 1 月，每日自测血糖正常，"三多一少"症状明显缓解。上方继服 1 月。

按语：患者糖尿病史半年，消瘦明显，综合症状及舌脉，考虑中、早期，辨证脾胃湿热兼阴虚为主。给予葛根芩连汤加味清热燥湿养阴。葛根芩连汤清热燥湿；干姜反佐，防止大剂量黄芩、黄连苦寒碍胃；加生地、玄参、天花粉养阴生津；加太子参、人参、黄芪补气扶正，使阳生阴长；内热较盛，加石膏、知母，清气分、阴分之热。二诊，改太子参为西洋参，加强养阴。三诊，患者内热情况有所缓解，去石膏。阴分之热仍突出，保留知母。患者从最初的服用二甲双胍每次 0.5g 合并胰岛素治疗，到后来只需要服用二甲双胍每次 0.25g。降糖药用量明显减少。

偏头痛

　　偏头痛是一种常见的有家族发病倾向的慢性神经血管性疾病，临床表现为反复发作的搏动性头痛、自主神经功能障碍及其他神经系统症状的不同组合，头痛发作时常伴有恶心、呕吐及畏光，经一段间歇期后可再次发作，患者在安静环境下休息或睡眠后头痛可以得到缓解。精神紧张、过度劳累、强光刺激、烈日照射、低血糖及酒精类饮料等因素均可诱发偏头痛发作。现代医学对其发病机制研究尚不明确。偏头痛属于中医"头痛""头风"范畴。头痛部位为头部一侧或两侧，属于少阳经循行位置。所以按六经辨证，多从少阳病论治。方用小柴胡汤加减。合并眉棱骨、额头痛，说明同时病在阳明，合芍芷石膏汤加减。经期发作的头痛，一般伴有痛经、经血血块，考虑气滞血瘀证，给予桃红二丹四物汤、血府逐瘀汤加减。用药需注意恰当运用引经药。柴胡、黄芩引药入少阳经；白芷引药入阳明经；川芎入肝、胆、心包经，是治头痛要药。另外，常加防风、蔓荆子祛风。蔓荆子擅治各种头痛。兼烦躁、口干等化热表现者，加生地、栀子豉汤清热除烦。

医案一（少阳郁热证）

初诊（2018 年 6 月 25 日）：患者廖某，女，32 岁。主诉：头痛 1 年加重 1 周。现病史：患者 1 年来阵发头痛，多为两颞部胀痛，劳累压力大时易诱发，近 1 周来情绪不佳，症情加重，伴口干，口苦，大便溏，少腹不适，月经量少。既往史：否认肝炎、结核等传染病病史，否认冠心病。发现血糖偏高 2 年，甲状腺结节史 3 年。否认手术、外伤史，否认输血史，预防接种史不详。体格检查：体温：36.7℃，脉搏：78 次/分钟，呼吸：20 次/分钟，血压：120/70mmHg。意识清楚，言语清晰，心肺检查无明显异常。舌质红，苔黄，脉弦滑。西医诊断：偏头痛。中医诊断：头痛，少阳郁热证。治法：和解少阳，疏风清热。处方：小柴胡汤加减。处方：柴胡 20g，半夏 15g，甘草 10g，党参 15g，黄芩 20g，麦冬 20g，防风 15g，川芎 20g，白芷 15g，黄连 20g，白芍 15g，葛根 20g，干姜 10g，7 剂，每日 1 剂。

随访：患者 1 年后因他病复诊，诉上方服后有一过性头晕一次，头痛未再作。

按语：患者头痛部位位于两颞。两颞乃少阳经循行部位。头痛性质为胀痛，易由情志诱发，口苦，进一步提示少阳郁滞症状。头痛呈阵发性，考虑风邪作祟，犯及少阳。给予小柴胡汤加味和解少阳，疏风清热。小柴胡汤解表清里和解少阳，加防风、白芷、川芎祛风解表止痛，所谓"在卫汗之可也"。川芎乃治头痛要药。病程已一年，舌红苔黄，说明郁久化热。加黄连清里热，加葛根、白芍疏肌、缓急止痛。患者服药后出现的一过性头晕属于"瞑眩反应"，邪去病安。

医案二（少阳阳明经热证）

初诊（2020 年 3 月 20 日）：欧阳某，47 岁。主诉：头痛 1 年余。现病史：患者 1 年来头两侧胀痛，连及眉棱骨，头汗多，心烦易怒，月经周期紊乱，纳寐可，二便调。无恶寒等不适。既往史：否认肝炎、结核等传染病病史，否认高血压病、冠心病、糖尿病等慢性疾病病史，否认手术、外伤史，否认输血史，预防接种史不详。体格检查：体温：36.6℃，脉搏：80 次/分钟，呼吸：20 次/分钟，血压：120/80mmHg。意识清楚，言语清晰，心肺检查无明显异常。舌质红，苔薄黄，脉弦。西医诊断：偏头痛。中医诊断：头痛，少阳、阳明热证。治法：和解少阳，疏风清热。处方：柴胡 15g，黄芩 15g，半夏 20g，川芎 25g，白芷 15g，薄荷 15g，石膏 30g，羌活 15g，防风 15g，蔓荆子 20g，香附 15g，生地黄 20g，栀子 20g，7 剂，水煎服，每日 1 剂。

二诊（2020 年 3 月 27 日）：头痛减轻，心情舒畅，汗减，颈项、腰恶寒。3 月 20 日方改川芎 30g，生地 30g，7 剂，每日 1 剂。

三诊（2020年4月6日）：头痛未作，精神振，汗减，恶寒减轻。守方7剂，每日1剂。

按语：该患者头痛部位在头两侧眉棱骨，属于少阳、阳明经循行部位。头痛致病因素总离不开风邪。患者无恶寒等风寒表证，结合多汗、烦躁、舌脉，考虑同时存在风热表证和里热证。给予小柴胡汤合芎芷石膏汤加减，疏风解表清里。柴胡、黄芩引药入少阳经，白芷引药入阳明经。川芎功善上行，搜风止痛，是治疗头痛之要药，专治头脑诸疾，入肝、胆、心包经，有开郁活血、祛风止痛之功效。加香附行气止痛。加生地、栀子清热除烦。

医案三（经行头痛气滞血瘀证）

初诊（2018年8月7日）：患者陈某，女，48岁。主诉：经期头痛7年。现病史：患者7年前无明显诱因下出现经行头痛，月经第一天头部两侧胀痛伴刺痛，需吃止痛药才能缓解，月经周期提前7~10天，量少色红，有血块，夜寐欠宁，难入睡。二便正常。末次月经2018年7月22日。既往史：无其他疾病史。体格检查：血压：110/72mmHg，心率70次/分钟，心肺无特殊。舌质暗，苔少白，脉涩。西医诊断：偏头痛。中医诊断：经行头痛，气滞血瘀、冲任失调证。治法：行气活血，调理冲任。处方：柴胡15g，黄芩15g，赤芍15g，香附15g，当归15g，川芎25g，生地黄20g，五味子15g，续断

20g，菟丝子 15g，女贞子 20g，牡丹皮 15g，丹参 15g，桑寄生 20g，红花 15g，桃仁 20g，川牛膝 15g，益母草 15g，补骨脂 15g，党参 15g，全蝎 15g，蔓荆子 20g，薄荷 15g，白蒺藜 20g，7 剂，每日 1 剂。

二诊（2018 年 8 月 14 日）：月经未至，头痛未作，其他情况同前。上方继服，3 剂，每日 1 剂。

三诊（2018 年 8 月 21 日）：诉月经 8 月 15 日至，头痛未作，月经量较前多，睡眠好转。

按语：患者行经头痛，疼痛性质胀痛伴刺痛，提示气滞血瘀。给予桃红二丹四物汤加味行气止痛，活血化瘀，调理冲任。桃红二丹四物汤用于治疗妇人经、带、胎、产相关瘀血证，屡试不爽。疼痛部位位于头部两侧，属于少阳经循行部位。加柴胡、黄芩，引药入少阳经，和解少阳。头痛发作于经期，月经先期、量少，考虑脾肾不足，冲任失调。加菟丝子、女贞子、续断、桑寄生、补骨脂、党参等补肾健脾，调理冲任。加虫类药破血除顽固血瘀。头痛间歇发作，提示风邪作祟，加蔓荆子、白蒺藜祛风止痛。其中蔓荆子擅治各种头痛。

痹　证

　　痹证是由于风、寒、湿、热等外邪侵袭人体，闭阻经络，气血运行不畅所导致的，以肌肉、筋骨、关节发生酸痛、麻木、重着、屈伸不利，甚或关节肿大灼热等为主要临床表现。辨证主要分风寒湿证和风湿热证。其中，风寒湿证临床较为多见，本篇分享的案例均属此类。风寒湿证患者，根据其兼症表现等具体情况，辨方证论治，常用的有桂枝汤、桂枝新加汤、桂枝加附子汤、附子汤证。诸方应用注意抓主症，"但见一证便是，不必悉具"。痹证患者邪气闭阻日久，顽固难除，常需配伍防风、威灵仙、络石藤等祛风通络；配伍羌活、独活等祛湿。

医案一（附子汤证）

　　初诊（2019年5月14日）：患者孔某，女，64岁。主诉：腰痛1月。现病史：患者近1个月来全身痛，以腰背为主，背部冷感，寐差，难入睡，有时整夜不寐，二便调，无发热、恶寒等不适。既往史：无外伤或过度运动、过度劳累史；否认肝炎、结核等传染病病史；否认冠心病、糖尿病等慢性疾病病史；否认手术、外伤史；否认输血史；预防接种史不详。体格检查：体温：36.6℃，脉搏：72 次/分钟，呼吸：20 次/分钟，血压：150/90mmHg。意识清楚，言语清晰，心肺检查无明显异常。舌质淡红，苔少白，脉沉细。肾区无叩痛。辅助检查：腰部 DR 未见明显异常。西医诊断：腰痛。中医诊断：痹证，寒湿痹阻证。治法：温经散寒止痛。处方：附子 10g，甘草 15g，党参 15g，白术 10g，白芍 10g，茯神 15g，百合 20g，大枣 10g，莲子 20g，酸枣仁 20g，5 剂，每日 1 剂。

二诊（2019 年 5 月 20 日）：诸症好转，舌脉同前。诉药后口唇麻。处方：上方改附子 5g，加桂枝 15g，5 剂。

复诊：患者 1 月后因纳差复诊，诉服上药后身痛已除，未再作。

按语：患者身痛，腰背为主，背部冷感。腰部 DR 等检查未见异常。身体痛、背恶寒是附子汤的主症。《伤寒论》原文记载："少阴病，得之一二日，口中和，其背恶寒者，当灸之，附子汤主之。""少阴病，身体痛，手足寒，骨节痛，脉沉者，附子汤主之。"遂本案患者考虑附子汤证，给予附子汤加减。患者睡眠欠佳，改茯苓为茯神，加百合、莲子、酸枣仁、大枣养心安神。二诊患者诸症好转，但患者出现了口麻症状，考虑对附子敏感，改附子为 5g，同时加桂枝加强温心阳。

医案二（桂枝加附子汤证）

初诊（2018 年 3 月 11 日）：患者褚某，女，52 岁。主诉：右侧上肢乏力、麻木 4 天。现病史：患者 4 天前无明显诱因出现右侧上肢乏力、麻木，右侧面部麻木，舌麻，时有头晕头胀痛，全身多处关节酸痛，关节痛，恶寒，大汗，咳嗽，少痰。既往史：颈椎病史。甲状腺结节史多年，否认高血压、糖尿病史。体格检查：血压：124/78mmHg，心率 74 次/分钟，双肺呼吸音清。右侧肢体肌力 5 级，肌张力正常。舌质红，苔少白，脉沉细。辅助检查：风湿四项提示抗链球菌溶血素 ASO：453U/mL，血沉：22mm/h。西医诊断：颈椎病。中医诊断：痹证，风寒湿痹，营卫不和证。处方：桂枝 20g，白芍 15g，甘草 15g，大枣 10g，干姜 15g，羌活 15g，附子 10g，防风 20g，射干 20g，威灵仙 15g，6 剂，每日 1 剂。

二诊（2018 年 3 月 19 日）：服药后咳止，肢体乏力麻木及关节痛明显缓解，恶风减轻，汗出减少，纳可，睡眠差，二便正常。上方继服，6 剂，每日 1 剂。

三诊（2018 年 3 月 26 日）：患者诸症明显缓解，精神好，一般情况尚可，上方继服，6 剂，每日 1 剂。

按语：患者颈椎病史，右侧上肢乏力、麻木，考虑颈椎增生压迫神经导致，关节痛，头痛、恶寒等为营卫不和表现，同时大汗伤阳，考虑桂枝加附子汤证。《伤寒论》记载："太阳病，发汗，遂漏不止，其人恶风，小便难，四肢微急，难以屈伸，桂枝加附子汤主之。"桂枝汤发汗解表，使风寒湿邪随汗而去，缓解恶寒、头痛等外感表证；养血调营，濡润经络，缓解诸麻痛症。加附子补火助阳，救回大汗所亡之阳，同时散寒止痛。患者风湿性关节炎日积月累，关节酸痛，头晕头胀，考虑存在风湿邪作祟，加羌活、防风、威灵仙祛风通络止痛。患者伴有咳嗽，加射干清利咽喉。

医案三（桂枝新加汤证）

初诊（2019年5月8日）：患者颜某，女，33岁。主诉：全身肌肉疼痛1月。现病史：患者产后14个月，哺乳10个月，断乳4个月，1个月前开始全身肌肉疼痛，阴雨天加重。断乳后月经未至，纳寐可，二便调。既往史：否认肝炎、结核等传染病病史，否认冠心病、糖尿病等慢性疾病病史，否认手术、外伤史，否认输血史，预防接种史不详。体格检查：体温36.7℃，脉搏78次/分钟，呼吸20次/分钟，血压110/70mmHg。意识清楚，言语清晰，心肺检查无明显异常。舌质红，苔少白，脉滑。西医诊断：产后身痛病。中医诊断：痹证，营血不足证。桂枝15g，白芍20g，附子5g，党参15g，甘草15g，干姜15g，续断20g，菟丝子20g，桑寄生20g，当归15g，鹿角胶15g，紫河车15g，覆盆子15g，大枣10g，7剂，每日1剂。

2019 年 5 月 9 日，患者来电，诉服药 1 剂后身痛减轻，月经至，表示感谢，咨询其余药是否继服。嘱患者暂时停药，经后继服。

按语：患者产后失血、多汗，营血亏虚，出现身痛不适，辨为桂枝新加汤证。《伤寒论》第 62 条："发汗后，身疼痛，脉沉迟者，桂枝加芍药生姜各一两人参三两新加汤主之。"配伍续断、菟丝子、桑寄生补益肝肾，鹿角胶、紫河车补精血。患者服药 1 剂即见效，且月经至。经期疏泄为主，不宜施补过度，遂嘱患者停药，经后继服。

妇科疾病

　　妇人经、带、胎、产病均与冲、任、督、带脉有关。冲、任、督、带脉均起于肝肾。妇人经血、乳汁、白带均源于血。其表现与气血直接相关。肾是先天之本，生气之源，生命活动的原动力。脾是后天之本，运化水谷精微，化生气血滋养全身。脾肾相互补充、相互支持。脾的运化，必须得肾阳的温煦蒸化，始能健运。肾精的充盛有赖于脾运化产生的后天之精的不断补充。肾藏精，肝藏血。精血同源，肝肾同源。肝肾往往虚实一致。所以妇人经、带、胎、产病与肝、脾、肾关系密切。无论月经先期、月经后期、黄体问题还是排卵问题，皆可抓住调肝脾肾来治疗。基础方为：人参、黄芪、当归、熟地、续断、菟丝子、白芍、桑寄生。排卵障碍者，加紫河车、紫石英、鹿角胶等；输卵管不通者，加三棱、莪术、路路通、地龙等；多囊卵巢综合征者，加半夏、胆南星、石菖蒲；盆腔炎症者，加红藤、败酱草、马齿苋。对于异常出血的情况，采用塞流、澄源、复旧三种方法。方药主要采用桃红二丹四物汤加减。桃红二丹四物汤由桃红四物汤（桃仁、红花、川芎、熟地、白芍、当归）加牡丹皮、丹参组成。

止血塞流加仙鹤草、赤石脂、地榆炭等。正本清源结合辨病用药。复旧固本以如上调肝脾肾基础方为主。具体用药及剂量需结合患者体质及脏腑虚实侧重点调整。

医案一（无排卵性功能性子宫出血）

初诊（2020年5月18日）：患者杨某，女，42岁。月经淋漓不尽半年余。患者半年来月经紊乱，经行9~10天，甚至1月淋漓不尽。现正值月经期，已行9日，色淡红量少质稀，腰酸，乏力，小腹坠胀，舌红苔少，脉细。曾外院诊断无排卵性功能性子宫出血。B超示子宫内膜厚0.8cm，宫腔中段见2.0cm×1.1cm增强光团。西医诊断：无排卵性功能性子宫出血。中医诊断：崩漏，脾肾两虚，冲任不固证。处方：白芍20g，黄芪30g，酒川芎5g，熟党参20g，仙鹤草15g，桑寄生30g，海螵蛸20g，熟地黄20g，当归15g，续断片20g，茜草15g，阿胶10g，盐菟丝子20g，侧柏叶炭15g，地榆炭20g，14剂，每日1剂。嘱经期暂停药，经后继服。

二诊（2020年6月15日）：患者工作忙碌，月经6月8日至，仍未净，急来就诊，经量中等，伴头晕，乏力，腰酸，舌红苔少，脉细。上方加赤石脂30g，熟地黄30g，盐补骨脂30g，14剂，每日1剂。

三诊（2020年7月22日）：患者6月17日月经干净。上次月经7月8日至，行经8天，腰酸缓解，舌红苔少，脉细。

上方加黄芪 40g，血余炭 15g，大蓟 15g，三七 30g，14 剂，每日 1 剂。

四诊（2020 年 8 月 25 日）：患者上次月经 8 月 7 日至，行经 6 天，量中等色鲜红，无腰酸，多梦。舌脉同前，上方加牡蛎 50g，龙骨 50g，14 剂，每日 1 剂。

2021 年 1 月随访，患者后来月经一直正常。

按语：无排卵性功能性子宫出血属于中医崩漏范畴。以月经周期紊乱，出血延续不断为主要表现。《素问·阴阳别论》曰："阴虚阳搏谓之崩。"所谓阴虚阳搏，为肾阴虚损，阴不维阳，从而致肝火、心火偏盛的阴阳不平衡。《傅青主女科》指出："必须于补阴之中，行止崩之法。"本案患者神疲乏力，腰酸，舌红苔少，脉细，可见脾肾虚象，治以健脾补肾为主，行经期兼以茜草、侧柏叶炭、地榆炭等止血，阿胶止血兼补血。

医案二（卵巢早衰）

初诊（2019 年 12 月 1 日）：患者陈某，女，38 岁。月经 5 个月未至。患者 2019 年 5 月人流 1 次，8 月开始经闭不至，5 月以前月经量、色、质基本正常，周期 30 天。近 2 月自觉阴道干燥，周身倦怠乏力，伴潮热汗出，腰酸，眠差，面色少华不荣，神态疲劳，不欲饮食，记忆力减退，形体羸瘦，畏寒肢冷，舌红苔少，脉沉细无力。外院诊断为卵巢早衰。

辅助检查：AMH<0.07，FSH55.44U/L，LH：59.32/L；B超示：未见窦卵泡。西医诊断：卵巢早衰。中医诊断：闭经，肝脾肾不足证。处方：菟丝子20g，当归15g，续断20g，黄芪30g，党参20g，熟地黄20g，白芍15g，桑寄生20g，淫羊藿20g，盐巴戟天15g，醋五味子20g，鹿角霜30g，紫河车15g，锁阳20g，酒苁蓉20g。水煎服，14剂，每日1剂。

二诊（2020年1月17日）：患者腰酸减轻，白带增多，仍潮热盗汗，舌淡，脉沉细。上方加桑椹20g，15剂，每日1剂。

三诊（2020年5月4日）：患者腰酸、潮热盗汗明显缓解，眠差，心烦，舌淡苔暗，脉细。今日FSH 16.5 U/L。上方去巴戟天、锁阳，加郁金15g，14剂，每日1剂。

四诊（2020年5月20日）：患者工作压力大，仍寐差，心烦易怒，舌淡苔暗，脉细弦。上方继服，15剂，每日1剂。

五诊（2020年6月14日）：患者诸症好转，上方继服，15剂，每日1剂。

六诊（2020年7月15日）：患者有少许乳房胀痛，上加柴胡15g，15剂，每日1剂。

七诊（2020年8月4日）：患者8月1日月经来潮，量少，色暗，复查FSH9.8 U/L。B超示子宫、附件未见明显异常。上方去柴胡，14剂。

按语：卵巢早衰属于中医"闭经""不孕症"范畴。《素问·上古天真论》言："二七而天癸至，任脉通，太冲脉盛，月事以时下。"正常的月事有赖于肾精充足，冲任脉通畅、旺盛。闭经的病机主要在于肾精不足血海空虚，冲任不通血行受阻，以致经水不能按时满溢。肾精的充盛有赖于脾胃运化产生的后天之精的不断充养。肝肾同源，肾精亏虚，往往导致肝阴不足。肝脏体阴而用阳，肝阴不足则肝气不舒，表现为情绪烦躁、焦虑等症状。闭经患者病位主要在胞宫、肾，与肝脾密切相关。治疗应补肾健脾，养肝疏肝。久病患者往往脉络瘀滞，冲任受阻。治疗需兼活血化瘀。补肾常用药有续断、菟丝子、熟地、五味子、肉苁蓉，肾精亏虚严重者加紫河车、鹿角霜、巴戟天、淫羊藿等；健脾常用药有黄芪、党参；疏肝理气常用药有郁金、柴胡；活血化瘀常用药有当归、白芍、川芎等。本案患者初诊、二诊治以补肾健脾养肝兼活血化瘀，患者带下量增多，潮热汗出、腰酸等症状逐步缓解，激素水平恢复接近正常。三诊起，患者出现烦躁易怒、乳房胀痛等肝气不舒表现，加郁金、柴胡疏肝理气。治疗9个月后，患者月经恢复正常，B超检查未见异常，激素水平恢复正常。

医案三（卵巢功能衰退）

初诊（2019年10月28日）：患者成某，女，40岁。主诉：月经未至5月。现病史：患者近5月来月经未至，LMP5.9。时有腰酸，纳寐可，二便正常。舌质红，苔少白，脉细。既往行经周期30天，一年前开始月经量少，色淡，质中等，经期腰酸，无痛经。既往史：否认肝炎、结核等传染病病史，否认冠心病，糖尿病等慢性疾病病史，否认手术、外伤史，否认输血史，预防接种史不详。体格检查：体温36.6℃，脉搏70次/分钟，呼吸20次/分钟，血压110/80mmHg。意识清楚，言语清晰，心肺检查无明显异常。辅助检查：2019年10月11日FSH：71.40U/L，LH：33.70U/L，E2：5.98pmol/L。西医诊断：卵巢功能衰退。中医诊断：闭经，肝脾肾不足证。治法：补肾健脾养肝。处方：党参20g，黄芪30g，当归15g，白芍15g，桑寄生30g，续断20g，鹿角霜20g，紫河车15g，菟丝子30g，仙灵脾20g，补骨脂15g，甘草10g，熟地黄30g，7剂，每日1剂。

二诊（2019年11月8日）：患者腰酸有所缓解，月经未至，舌脉同前。上方继服，7剂，每日1剂。

三诊（2019年11月15日）：患者诉11月13日月经至，量中等，舌红，苔薄白，脉滑。上方继服，14剂，每日1剂。

四诊（2019年12月16日）：患者月经12月12日又至，量中等，色鲜红，质中等，无明显腰酸、痛经。2019年11月15日 FSH：26.14U/L，LH：7.57U/L，E2：88.99pmol/L。抗缪勒氏管激素测定：小于0.07ng/mL。舌红，苔薄白，脉滑。上方继服，7剂，每日1剂。

按语：闭经的病机主要在于肾精不足血海空虚，冲任不通血行受阻，以致经水不能按时满溢。肝肾同源，肾精充盛有赖于脾胃运化产生的后天之精的不断补充。治疗闭经一般补肾为主，兼健脾养肝。方中桑寄生、续断、鹿角霜、紫河车、菟丝子、仙灵脾、补骨脂、熟地黄补益肝肾，党参、黄芪健脾，当归、白芍养血调经。闭经患者一般性激素水平降低。补肾中药虽不是激素，但许多具有雌激素样作用，对下丘脑-垂体-卵巢轴有多水平、多靶器官的作用，可调节内分泌，特别能提高卵巢对促性腺激素的反应性，进而恢复和改善卵巢功能。

医案四（不孕症）

初诊（2019 年 12 月 27 日）：患者赵某，女，35 岁，一年多前因妊娠 10 周胚胎停止发育行人流术，之后有正常性生活，未避孕未孕，心情焦虑，性激素 6 项、子宫附件 B 超均无异常。月经偶尔后期，行经有血块。现距上次月经已 40 天，尚未行经、腰酸、纳差、心烦、汗多、入睡难，二便调，双耳鸣如蝉 3 年余，舌红苔薄，脉沉细。查体：血压 120/70mmHg，体温：36.6℃，心肺听诊无异常，腹软，无压痛，未触及肿块，肝脾不大，双下肢不肿。处方：柴胡 15g，黄芩 15g，半夏 20g，甘草 10g，大枣 10g，干姜 10g，龙骨 50g，牡蛎 50g，百合 30g，莲子 30g，熟地 20g，续断 20g，菟丝子 20g，桑寄生 20g，党参 15g，当归 15g，香附 15g，郁金 20g，石菖蒲 20g，7 剂，每日 1 剂。

二诊（2020 年 1 月 3 日）：患者诉诸症同前，月经未至，夜寐稍安，汗多，舌红苔薄，脉沉细。处方：守上方，去郁金、石菖蒲，加补骨脂 20g，女贞子 20g，墨旱莲 20g，白芍 20g，桂枝 10g，7 剂，每日 1 剂。

三诊（2020 年 1 月 13 日）：患者诉服药后月经 1 月 10 日至，量多，血块减少，夜寐佳，出汗较前减少。经期头晕，舌淡红，苔白，脉沉细滑。处方：守上方，去女贞子、墨旱莲，7 剂，每日 1 剂。

四诊（2020 年 3 月 16 日）：患者停药一个月后，自觉心慌、失眠、小便黄、耳鸣、汗多。2 月 19 日月经来潮，量多，血块少，舌红，苔薄黄，脉沉细滑。处方：12 月 27 日方去干姜、熟地黄、香附、石菖蒲，加生地黄 30g，五味子 30g，白芍 20g，栀子 20g，山萸肉 20g，7 剂，每日 1 剂。

五诊（2020 年 3 月 30 日）：患者月经 3 月 26 日至，无头晕、腰酸，睡眠较前佳，仍梦多，无心慌心烦，大便溏。舌红苔白，脉沉细滑。处方：上方去龙骨、牡蛎、栀子、白芍、郁金，加干姜 15g，茯神 15g，7 剂，每日 1 剂。

六诊（2020 年 4 月 13 日）：患者诸症消失，月经周期正常，唯觉耳鸣。舌脉同前。处方：上方改五味子 20g，党参 10g，干姜 5g，加郁金 15g，石菖蒲 20g，7 剂，每日 1 剂。

七诊（2020年4月27日）：患者无明显不适，舌脉同前，临近经期。处方：上方去郁金、石菖蒲，加桃仁15g，红花10g，7剂，每日1剂。

八诊（2020年5月15日）：患者无明显不适，精神佳。舌脉同前。处方：上方去桃仁、红花，加白芍15g，7剂，每日1剂。

九诊（2020年6月1日）：患者诸症均安。处方：上方去干姜，加紫河车15g，7剂，每日1剂。

十诊（2020年6月12日）：患者已受孕，恶心，纳可，睡眠欠宁，汗多，二便正常，舌红，苔薄黄，脉滑。处方：党参20g，黄芪40g，黄芩15g，熟地黄20g，续断20g，桑寄生20g，覆盆子15g，菟丝子30g，白芍20g，甘草10g，砂仁15g，10剂，每日1剂。

2020年10月电话回访：患者已妊娠24周，无异常不适。

按语：患者高龄，五次流产史，受孕期望及压力较大，情志焦虑，属于比较难受孕且受孕后容易再次流产的情况。患者多次流产气血损伤，情志焦虑、腰酸、乏力、纳差说明肝脾肾失调，治疗仍是肝脾肾同调入手。以治疗不孕症常用基础方（党参、黄芪、当归、熟地、续断、菟丝子、白芍、桑寄生）为基础。由于患者情志焦虑，合柴胡加龙骨牡蛎汤加减。根据患者肝脾肾三脏失调的侧重点，随症加减治疗半年，患者受孕，验证了治疗不孕症肝脾肾同调思想的正确性及所选方药的可取性。

医案五（不孕症）

初诊（2019 年 5 月 17 日）：患者彭某，女，28 岁。正常性生活未避孕 2 年未孕。患者 13 岁月经初潮，末次月经 2019 年 5 月 10 日，月经后期，量中等，色淡。乏力，纳差，大便干结，舌红苔少，脉沉细。2010 年至 2017 年曾胎停、清宫 3 次，此后一直未孕。诊断：不孕症，肝脾肾不足，冲任失调证。治法：滋肾养肝健脾，调理冲任。处方：桑寄生 20g，甘草片 10g，盐菟丝子 20g，熟党参 20g，紫河车 15g，太子参 20g，黄芩片 15g，淫羊藿 20g，白芍 15g，地黄 20g，黄芪 30g，盐补骨脂 20g，鹿角霜 20g，火麻仁 15g，续断片 20g，覆盆子 20g，当归 15g，酒苁蓉 20g，14 剂，每日 1 剂。

二诊（2019 年 5 月 31 日）：患者乏力较前改善，大便已正常，舌红苔少，脉细。处方：上方去淫羊藿，14 剂，每日 1 剂。

三诊（2019 年 6 月 28 日）：上方间断服用 20 余剂。舌红苔少，脉滑细。6 月 26 日血 HCG：262.5U/L，提示妊娠。给予安胎。上方去当归，14 剂，每日 1 剂。

2020 年 3 月随访，患者已产一子。

按语：患者胎停、清宫失血伤及脾肾。肾气亏乏不能摄纳藏精。脾气虚弱气血生化乏源，无以接续，血海不足，肝疏泄乏源，经血不能按时满溢，故而错后。治疗以补益肝脾肾为主。方中以菟丝子、桑寄生、当归、紫河车、淫羊藿等补益肾肝，黄芩清热安胎，黄芪、太子参、党参益脾。患者3次胎停、清宫史，备孕期间，当"预培其损"，维护气血平和。再次受孕，应及早安胎，使胎元健固，避免屡孕屡堕。

医案六（习惯性流产）

初诊（2020年7月6日）：陈某，女，34岁。滑胎3次。患者2010年生育1胎后，连续流产3次，每次孕后虽安胎，但都于两月后流产。月经周期26天左右，5天干净，量多，色淡红，有血块，末次月经2020年6月15日。现疲倦，腰酸痛，心烦，多梦，胃纳尚可，舌淡红，苔少，脉细滑。西医诊断：习惯性流产。中医诊断：滑胎，脾肾亏虚。处方：鹿角霜15g，白芍15g，百合30g，甘草片10g，熟党参20g，桑寄生30g，淫羊藿30g，北柴胡15g，黄芪30g，熟地黄30g，当归15g，续断片20g，醋香附15g，盐菟丝子30g，莲子30g，紫河车15g，14剂，每日1剂。

二诊（2020年7月27日），患者腰酸、疲倦、夜寐好转，小便黄，大便黏滞。上方加黄芩15g，黄柏15g，14剂，每日1剂。

三诊（2020年8月17日），患者腰酸、寐差明显缓解，精神好，大便偏稀。上方继服，14剂。

之后上方稍作加减服用 2 月。2020 年 10 月 10 日 B 超提示已经孕 5 周。上方去黄柏，继服两月左右。2020 年 12 月 20 日 B 超提示已妊娠 15 周。无腹痛、阴道流血等胎动不安表现。

按语：妊娠与肾气和冲任二脉有极其密切的关系。人体最初的基础物质源于肾精，由父母之精血相结合所形成。妊娠之机理，主要在于男女肾气的盛实，使男精女血得到有机的结合；反之，肾气虚衰便难成孕。《圣济总录》曰："妇人所以无子，由冲任不足，肾气虚寒故也。"滑胎更与肾气不固、肾精不足有关。肾失闭藏或肾精不足无以滋养胎元都会导致滑胎。精藏于肾，而胞脉系于肾。冲为血海，任主胞胎。妊娠亦与冲任二脉有关。冲任气血旺盛，胎元才会稳固。叶天士《女科证治》说："妇人有孕，全赖血以养之，气以护之。"脾为后天之本，气血生化之源，故脾虚气血不足，冲任空虚，亦会使胎元不固。治疗滑胎应补肾健脾为主，常用方药如初诊方剂。存在肝阴不足，肝气不舒的情况，加柴胡、白芍等养肝疏肝。

皮肤科疾病

皮肤部位的疾病证型虽然也有阴证，但比较少见。临床较多见的是湿热证和火毒证。如有局部渗液、油腻等表现，比如湿疹、脂溢性皮炎等，提示存在湿邪。治以清热燥湿，给予黄芩、黄连、黄柏、苦参等。对于出斑疹类疾病如丘疹型荨麻疹、扁平疣、带状疱疹、痤疮等，按卫气营血辨证，考虑热入血分，需凉血活血，给予犀角地黄汤。但按法律规定犀角目前已不能用，一般用其余三味：生地、白芍、牡丹皮。若局部红热痛，比如带状疱疹等，提示火毒证，治疗重点在清热解毒，给予蒲公英、紫花地丁、夏枯草、紫草、连翘、板蓝根、鱼腥草等。若有局部凸起、硬结，还需结合化痰软坚散结、破血化瘀法，给予浙贝母、天南星、龙骨、牡蛎、鳖甲、三棱、莪术等。瘙痒感明显者，考虑风邪郁于肌表，治以疏风止痒，给予荆芥、防风、桂枝、白蒺藜等，有湿者，同时燥湿止痒，给予地肤子、蛇床子、苦参、黄柏等。

医案一（扁平疣）

初诊（2018年4月6日）：患者田某，女，33岁。主诉：

发现面部扁平疣 1 年。现病史：1 年前发现双颊部多发粉红色扁平丘疹，皮肤科诊断为扁平疣，纳寐可，二便正常。既往史：无其他疾病史。体格检查：血压：110/70mmHg，心率 70 次/分钟，双肺呼吸音清。舌质红，苔少白，脉滑。西医诊断：扁平疣。中医诊断：疣，热毒郁滞、瘀血凝结证。治法：清热解毒，破瘀散结。处方：升麻 10g，柴胡 10g，蒲公英 15g，鱼腥草 20g，板蓝根 20g，龙骨 50g（先煎），牡蛎 50g（先煎），生地 20g，莪术 20g，三棱 20g，北沙参 20g，桔梗 20g，浙贝 20g，鳖甲 40g（先煎），连翘 15g，当归 20g，川芎 15g，赤芍 15g，6 剂，每日 1 剂。

二诊（2018 年 4 月 17 日）：诸症同前，舌脉同前。上方继服。

三诊（2018 年 5 月 14 日）：患者面部红疹明显减退，舌脉同前。处方：上方改莪术 30g，皂角刺 20g，生大黄 8g，7 剂。

按语：扁平疣是人乳头状瘤病毒感染引起，多见于面部和手背，表现为皮色或粉红色的扁平丘疹。中药治疗以清热解毒、破瘀散结为主，重用龙骨、牡蛎、鳖甲软坚散结。

医案二（带状疱疹）

初诊（2018 年 6 月 2 日）：患者陈某，男，42 岁。主诉：胸胁疼痛伴皮疹 4 周。现病史：患者 4 周前出现右胸胁处皮疹，疼痛，灼热感，外院诊断为"带状疱疹"，现皮疹结痂，仍觉灼热痛，现服用伐昔洛韦 0.3mg、bid，强的松 10mg、bid，匹多莫德胶囊 0.4g、bid。既往史：无其他疾病史。体格检查：血压：120/74mmHg，心率 78 次/分钟，心肺无特殊。舌质红，苔黄，脉数。西医诊断：带状疱疹。中医诊断：蛇串疮，肝胆火毒证。治法：清热泻火，凉血解毒。处方：蒲公英 20g，紫花地丁 20g，夏枯草 20g，甘草 20g，黄芩 20g，柴胡 20g，川楝子 15g，乳香 20g，没药 20g，延胡索 20g，全蝎 20g，牡丹皮 20g，生地黄 30g，白芍 30g，7 剂，每日 1 剂。

二诊（2018 年 6 月 11 日）：患者带状疱疹痛止，已无灼热感。无须继续服药。

按语：带状疱疹是由水痘-带状疱疹病毒引起的急性感染性皮肤病，往往会遗留神经痛症状。胸胁属于肝胆经循行部位。患者局部热痛、舌红苔黄，一派热象，考虑肝胆火毒。局部红疹，考虑热已入血分。治以清热泻火，凉血解毒。蒲公英、紫花地丁清热解毒；柴胡、黄芩、川楝子、夏枯草引药入肝胆经，清肝胆火毒，疏肝胆经之气滞；乳香、没药、延胡索活血化瘀；牡丹皮、生地活血凉血，全蝎擅入络搜风活血解毒。芍药柔痉止痛，使用剂量很关键，一般至少要 30g。

医案三（荨麻疹）

初诊（2018 年 6 月 11 日）：患者钟某，女，46 岁。主诉：荨麻疹反复发作 2 年。现病史：近 2 年来反复发作荨麻疹，需长期服用西替利嗪，失眠，二便正常。既往史：无其他疾病史。体格检查：血压：120/74mmHg，心率 72 次/分钟，双肺呼吸音清。舌质红，苔少白，脉浮。西医诊断：荨麻疹。中医诊断：荨麻疹，风邪郁表证。治法：疏风解表。处方：防风 20g，荆芥 20g，桂枝 15g，白芍 20g，甘草 20g，炙麻黄 12g，大枣 15g，干姜 10g，地肤子 20g，蛇床子 20g，白蒺藜 20g，五味子 30g，黄芪 30g，6 剂。

二诊（2018 年 6 月 15 日）：患者荨麻疹发作频次减少，舌脉同前。上方改麻黄 15g，6 剂，每日 1 剂。

三诊（2018 年 6 月 18 日）：患者荨麻疹未作，仍失眠，舌脉同前。上方加酸枣仁 30g，6 剂，每日 1 剂。

四诊（2018 年 6 月 29 日）：患者荨麻疹未作，睡眠改善，舌脉同前。上方继服，6 剂，每日 1 剂。

按语：荨麻疹是由于皮肤、黏膜小血管扩张及渗透性增加而出现的一种局限性水肿反应，通常在 2～24 小时内消退，但反复发作。中医药治疗一般选用桂枝汤、桂麻各半汤、桂二麻一汤等小汗方，配伍白蒺藜、五味子酸收抗过敏。麻黄桂枝各半汤主太阳伤寒轻证：以面色赤、身痒为辨证要点。桂枝汤调和营卫，麻黄汤疏达皮毛。白芍、甘草、大枣之酸收甘缓，配生姜、麻黄、桂枝之辛甘发散，有刚柔并济、祛风散寒、调和营卫、疏通血脉、畅达阳气之功。

医案四（湿疹）

初诊（2019 年 11 月 27 日）：患者袁某，男，55 岁。主诉：湿疹反复发作 10 年余。现病史：患者阴部及左侧大腿根部湿疹 10 年余，局部皮肤红，瘙痒，面积约 10cm×6cm，有渗液，自诉平素不多饮酒，少食辛辣食物，曾自行外敷草药，稍有缓解，容易复发，纳可，眠差，醒 1~2 次，口干渴。既往史：既往有"胃肠上皮化生，右肾结石"病史。否认肝炎、结核等传染病病史，否认冠心病、糖尿病等慢性疾病病史，否认手术、外伤史，否认输血史，预防接种史不详。体格检查：体温：36.7℃，脉搏：70 次/分钟，呼吸：20 次/分钟，血压：130/80mmHg。意识清楚，言语清晰，心肺检查无明显异常。舌质红，苔薄黄腻，脉滑。西医诊断：湿疹；胃肠上皮化生；右肾结石。中医诊断：湿疹，湿毒浸淫、热入血分证。治法：清热祛湿，凉血解毒。处方：①内服方：生地 30g，牡丹皮 20g，赤芍 20g，知母 20g，黄柏 20g，白鲜皮 20g，白蒺藜 20g，川牛膝 15g，滑石 30g，甘草 10g，玄参 20g，薏苡仁 20g，半枝莲 20g，地肤子 20g，黄连 20g，连翘 15g，5 剂，水煎服。②外洗方：明矾 100g，防风 30g，生地

50g，黄柏 50g，黄芩 50g，牡丹皮 30g，苦参 50g，地肤子 50g，蛇床子 50g，白蒺藜 30g，5 剂，每日 1 剂。

二诊（2019 年 12 月 4 日）：患者阴部湿疹较前明显缓解，已不痒，无渗液，二便正常，睡眠好转，患者补诉每年冬天皮肤瘙痒，舌脉同前，原方去滑石、甘草、薏苡仁，加用乌梢蛇 30g，防风 20g，7 剂。外洗方同前，7 剂，每日 1 剂。

三诊（2019 年 12 月 11 日）：两次复诊之间皮肤湿疹已基本痊愈，此次因患者进食羊肉，又有左侧大腿一处出现红丘疹，舌质红，苔黄，脉滑，守上方，滑石加至 50g，去连翘，加用苦参 20g，7 剂。外洗方同前，7 剂，每日 1 剂。

四诊（2019 年 12 月 18 日）：患者皮疹消退。上内服方继予 7 剂，每日 1 剂。

按语：湿疹是由多种内外因素引起的瘙痒剧烈的一种皮肤炎症反应。分急性、亚急性、慢性三期。急性期具渗出倾向，慢性期则浸润、肥厚。有些直接表现为慢性湿疹。皮损具有多形性、对称性、瘙痒和易反复发作等特点，较为难治。中医治疗湿疹，内服、外洗并用。本案患者湿疹皮肤漫红、瘙痒、有渗出液体，舌红苔薄黄腻，考虑湿毒浸淫，热入血分。给予内服方清热祛湿，凉血解毒；外洗方疏风、燥湿止痒，凉血解毒。

医案五（脂溢性皮炎）

初诊（2020 年 5 月 4 日）：患者孙某，男，54 岁。主诉：面部红疹 2 年余。现病史：患者 2 年来出现面部红疹，片状，稍痒，不痛，见于额头和鼻周两侧，辗转就诊于多家皮肤病医院未见好转，纳可，寐一般，二便正常。既往史：否认肝炎、结核等传染病病史，有高血压病、糖尿病等慢性疾病病史，规律服药治疗，否认手术、外伤史，否认输血史，预防接种史不详。有嗜酒史。体格检查：体温：36.6℃，脉搏：78 次/分钟，呼吸：20 次/分钟，血压：130/80mmHg。意识清楚，言语清晰，心肺检查无明显异常。舌质红，苔黄腻，脉弦滑。西医诊断：脂溢性皮炎。中医诊断：面游风，阳明经表证。治法：解肌透表，清热燥湿凉血。处方：葛根 20g，黄连 20g，黄芩 20g，地肤子 20g，生地 30g，当归 15g，牡丹皮 20g，白鲜皮 20g，白芍 20g，甘草 15g，7 剂，每日 1 剂。

二诊（2020 年 5 月 15 日）：面部红疹较前减退。舌脉同前。上方改黄连 25g，黄芩 25g，牡丹皮 30g，加赤芍 15g，紫草 15g，7 剂，每日 1 剂。

三诊（2020 年 5 月 29 日）：面部红疹大减，面稍肿，大便偏稀。舌质红，苔黄，脉弦滑。上方改紫草 30g，黄连 30g，加白术 20g，茯苓 20g，防风 20g，百合 30g，干姜 10g，7 剂，每日 1 剂。

　　四诊（2020 年 6 月 12 日）：患者近日饮酒，红疹稍有反复。上方去干姜、百合、防风，改黄芩 30g，赤芍 20g，生地 40g，加石膏 50g，车前子 20g，7 剂，每日 1 剂。

　　五诊（2020 年 6 月 29 日）：患者面部红疹基本完全消退。眼皮稍肿。上方改葛根 30g，加莲子 30g，百合 30g，7 剂，每日 1 剂。

　　半年后，患者因后高血压、糖尿病就诊，诉面疹半年未发。

　　按语：脂溢性皮炎是发生在头面部、前胸、后背等皮脂腺分泌比较旺盛部位的慢性炎症性皮肤病，临床上主要表现为片状红斑上有油腻性的鳞屑或者痂皮，一般是对称分布的，会伴有程度不一的瘙痒感。患者面部红疹主要见于额头和鼻两侧。额头和鼻两侧属于阳明经循行部位。《伤寒论》第 48 条："设面色缘缘正赤者，阳气怫郁在表。"《伤寒论》第 206 条："阳明病，面合色赤，不可攻之，必发热色黄者，小便不利也。"所论之"面合色赤"是由于阳明邪热所致。《医宗金鉴》将此证概括为阳明经表证，总结为："葛根浮长表阳明，缘缘面赤额头疼，发热恶寒而无汗，目痛鼻干卧不宁。"患者皮疹部位油腻，嗜酒，舌红苔黄腻，考虑存在湿热。按六经辨证，属于阳明经表郁湿热；按卫气营血辨证，属于湿热已入血分。给予葛根芩连汤加减，解肌透表，清热燥湿，凉血解毒。葛根解肌透表，使邪有出处，从汗而解；黄连、黄芩清热燥湿；白鲜皮、地肤子祛风止痒；当归、白芍、生地、牡丹皮、凉血活血。所谓"治风先治血，血行风自灭"。复诊祛湿、凉血药剂量加大，加紫草凉血解毒。

医案六（痤疮）

初诊（2018 年 11 月 30 日）：患者汪某，女，33 岁。主诉：面部痤疮 5 年加重 1 月。现病史：5 年来反复出现面部痤疮，额头，双颊，唇周，色暗有脓头，胃脘灼热感，大便日行 1 次，便干，纳寐可，月经周期正常。既往史：无其他疾病史。体格检查：血压：110/70mmHg，心率 74 次/分钟，双肺呼吸音清。舌质红，苔少白，脉滑。西医诊断：痤疮。中医诊断：粉刺，热毒郁结证。治法：清热泻火，凉血解毒。处方：金银花 20g，连翘 20g，黄芩 20g，龙骨 50g，牡蛎 50g，蒲公英 20g，当归 15g，牡丹皮 15g，丹参 15g，生地 20g，夏枯草 15g，鱼腥草 20g，菊花 20g，三棱 20g，莪术 20g，7 剂，每日 1 剂。

上方连续服用一月后，痤疮全部消退。

按语：痤疮属于中医粉刺范畴。粉刺发生的病机是素体阳热偏盛，感受风邪，熏蒸颜面而发，临床诊治多以清热解毒为主，药用金银花、连翘、黄芩等。连翘被称为疮家之圣药。面部出疹，按卫气营血辨证，属于已热入血分，需加入生地、牡丹皮等活血凉血。同时面部丘疹考虑存在郁结，加龙骨、牡蛎等软坚散结，加三棱、莪术破血逐瘀。

其他疾病

医案一（颈椎病）

初诊（2019 年 4 月 12 日）：张某，女，82 岁。主诉：头晕 3 月余。现病史：患者 3 月来时觉头晕，有时伴眼花，颈部肌肉紧张，无头痛，无恶心呕吐，纳寐可，二便调。既往史：否认肝炎、结核等传染病病史，否认冠心病、颈椎病、糖尿病史，否认手术、外伤史，否认输血史，预防接种史不详。体格检查：体温：36.7℃，脉搏：70 次/分钟，呼吸：20 次/分钟，血压：130/80mmHg。意识清楚，言语清晰，心肺检查无明显异常。舌红苔薄，脉细。西医诊断：眩晕症。中医诊断：眩晕，营卫不和、肝风内动证。治法：调和营卫，养肝息风。处方：天麻 12g，菊花 10g，钩藤 10g，葛根 30g，桂枝 10g，白芍 12g，甘草 10g，大枣 10g，干姜 10g，柴胡 10g，郁金 10g，5 剂，每日 1 剂。

复诊（2019 年 5 月 13 日）：患者因纳呆就诊，诉上方服后眩晕除。

按语：患者无高血压，有颈椎病史，颈部肌肉紧张，眩晕的原因考虑颈部问题压迫血管，影响脑部血液循环导致。患者颈部肌肉紧张症状，类似《伤寒论》中描述的"项背强几几"，治疗用桂枝加葛根汤。葛根汤解肌发表，升津舒经，改善脑部循环。桂枝汤调和营卫。《内经》云"诸风掉眩，皆属于肝"，同时加柴胡、郁金、天麻、钩藤、菊花平肝息风。使用桂枝加葛根汤治疗眩晕、颈椎病。葛根量大很关键，一般至少要 30g。白芍、甘草酸甘化阴柔痉，不仅可以缓解颈部肌肉紧张，还可用于治疗一切痉挛性疾病，比如冠状动脉痉挛的冠心病、肠痉挛的腹痛。痛症明显者，白芍用量至少要 30g。

医案二（躁狂症）

初诊（2019 年 11 月 13 日）：患者王某，女，55 岁，主诉：失眠、烦躁 1 月余。现病史：1 月余前因家事伤心出现狂躁，不眠，胡言乱语，纳可，二便正常，舌质红，苔黄，脉滑，声音响亮。既往史：否认结核等传染病病史，否认高血压病、冠心病、糖尿病等慢性疾病病史，否认手术、外伤史，否认输血史，预防接种史不详。过敏史：无。体格检查：体温：36.6℃，脉搏：70 次/分钟，呼吸：20 次/分钟，血压：120/80mmHg。意识清楚，言语清晰，心肺检查无明显异常。舌质红，苔黄，脉滑。西医诊断：躁狂症。中医诊断：狂证，热郁血瘀证。治法：平肝潜阳，清心凉血。处方：柴胡加龙骨牡蛎汤、百合生地汤合抵当丸加减；方药：桃仁 20g，水蛭 10g，大黄 10g，土鳖虫 10g，柴胡 30g，黄芩 20g，龙骨 50g（先煎），牡蛎 50g（先煎），白芍 20g，栀子 20g，香附 15g，磁石 50g（先煎），百合 30g，生地 30g，甘草 10g，桂枝 10g，五味子 30g，麦冬 20g，莲子 30g。7 剂，水煎服，每日 1 剂。并予针灸双侧内关穴、三阴交穴、四神聪穴等穴位。

二诊（2019 年 11 月 20 日）：患者狂躁表现发作间隔时间延长，隔日一次，夜间，家属发现其独自偷偷落泪。睡眠较前改善，大便 2~3 日 1 次，舌质红，苔黄，脉弦滑。去水蛭 10g，栀子加至 30g，加浮小麦 30g，法半夏 20g，黄连 20g，淡豆豉 15g，7 剂，每日 1 剂。

三诊（2019 年 11 月 27 日）：患者狂躁表现本周未再发作。心情平静，无再胡言乱语，睡眠正常，大便日 1 次。舌质红，苔薄黄，脉弦。上方百合加至 40g，土鳖虫加至 15g。

按语：患者神志异常，临床表现狂躁，胡言乱语，声音响亮，舌质红，苔黄，脉滑，一派"阳热"症状。狂证的病机关键在于有瘀热。瘀热在里，热与血结，属蓄血证。需泻热破瘀。《伤寒论》曰："脉微而沉，反不结胸，其人发狂者，以热在下焦，少腹当硬满，小便自利者，下血乃愈，以太阳随经，瘀热在里故也，抵当汤主之。"治疗上，应破瘀结，泻血热，以药性峻猛的水蛭、虻虫破瘀积恶血，以大黄泻热逐瘀，推陈致新，以桃仁活血化瘀。"狂证"，属于精神焦虑重症，虽与郁证不同，但都属于精神失常。狂证也可以使用柴胡加龙骨牡蛎汤合百合地黄汤加减治疗，缓解焦虑，养心安神。同时加磁石重镇安神，加莲子、栀子清心安神。二诊，患者家属诉，患者会独自落泪，乃甘麦大枣汤证，加浮小麦、大枣。《金匮要略》记载："妇人脏躁，喜悲伤欲哭，象如神灵所作，数欠伸，甘麦大枣汤主之。"